D1753918

Zwischen Ethik und Profit

Edgar Berbuer

Zwischen Ethik und Profit

Arzt und Patient als Opfer eines Systems

Edgar Berbuer

Access Verlag
Königstein-Falkenstein

CIP-Titelaufnahme der Deutschen Bibliothek

Berbuer, Edgar:
Zwischen Ethik und Profit: Arzt und Patient als Opfer eines Systems / Edgar Berbuer. – Königstein: Access-Verl., 1990
ISBN 3-927027-04-9

1. Auflage 1990
Copyright by Access Verlag, 6240 Königstein 2, Feldbergstr. 2
Alle Rechte der Verbreitung und Vervielfältigung, auch durch Film, Fernsehen, Funk, fotomechanische Weitergabe, Tonträger jeder Art und auszugsweiser Nachdruck, sind vorbehalten.
Druck: brühl druck + pressehaus giessen
ISBN 3-927027-04-9
Printed in Germany

Für Rosemarie, André und Manuel

Dr. med. Edgar Berbuer
Arzt für Allgemeinmedizin
Chirotherapie
Hohenweg 37
7746 Hornberg

Danksagung

Für die Unterstützung bei der Herstellung des Buches möchte ich allen Beteiligten herzlich danken. Zuerst einmal meinem Verleger, Herrn Ingo F. Rittmeyer, Access Verlag, für das Ermöglichen der Veröffentlichung. Sodann der Lektorin, Frau Sibylle Feyerabend, mit der ich in guter Zusammenarbeit das druckfertige Manuskript erstellt habe. Meine Familie hat es geduldig ertragen, daß ich an Wochenenden und im Urlaub an diesem Buch gearbeitet habe. Meine Frau Rosemarie hat mir wesentliche Anregungen gegeben. Herr Walter Zimmermann, Geschäftsführer der Ärztekammer in Freiburg, hat mein Manuskript durchgesehen und wertvolle sachliche und juristische Ratschläge gegeben. Herr Klaus Schöner hat mir bei der Literaturrecherche geholfen.

Weiterhin möchte ich meine fleißigen Mitarbeiterinnen Brunhilde Haas und Barbara Kehl erwähnen, die das Manuskript neben ihrer Tätigkeit als Arzthelferinnen mit Liebe und Sorgfalt geschrieben haben.

Mein ganz besonderer Dank gilt jedoch Herrn Prof. Dr. Wolfgang Gerok für sein Vorwort und seine kritischen Anmerkungen.

Hornberg, Januar 1990   Dr. Edgar Berbuer

Inhalt

Vorwort von Prof. Dr. med. Wolfgang Gerok 13

Einleitung 17

Die historische Entwicklung unseres Gesundheitssystems 23

Die Situation des Arztes 29

1. Die historische Entwicklung 31
2. Das Medizinstudium 35
3. Die Weiterbildung 41
4. Der Arzt im Krankenhaus 43

    Weiterbildung und Karriere 43
    Der Weg in die Abhängigkeit 45
    Zwischen allen Stühlen: der Chefarzt 47

5. Der Kassenarzt, Arzt in „freier" Praxis? 51

    Vom Idealismus zum Dienstleistungsbetrieb 51
    Hoheitliche Aufgaben – die ungeliebte Zugabe 54
    Zwischen Ethik und Profit – der Punktekampf 55
    Flickschuster der Zivilisation 58

6. Das Facharzt-(Un-)Wesen 61

    Fast nie „o.B." – Das Geschäft mit der Angst 63
    Der chronische Patient oder: Heilung bringt keinen Profit . . 64
    Der zerteilte Patient 66

7. Sportmedizin – Medizin gegen die Gesundheit 69
8. Die Justiz schlägt zu Buche: Der Weg in die defensive Medizin   75

Die Situation des Patienten	77
1. Die historische Entwicklung	79
2. Fehlgeleitete Aufklärung	81

Der mediengebildete Patient:
Von der Krankheit weiß ich viel ...	81
... und von der Gesundheit?	83
Der neue Aberglaube	87

3. Der Patient als Konsument im medizinischen Selbstbedienungsladen	89
In den Klauen der Werbung	89
Das Überangebot schafft sich Bedarf	92
Medizin als Kosmetik für Lebensqualität	93
4. Das medikalisierte Verhalten	95
Die normierte kindliche Entwicklung	95
Medizin zur Leistungssteigerung	97
Ernährung und Stuhlgang	98
Sex und Medizin	101
Die Tablette als Kommunikationsersatz und „Konfliktlöser"	103
Schlafen und Wachen	109
Der alte Mensch: Pflegeerleichterung und Ruhigstellung	110
Die chemische Zwangsjacke in der Psychiatrie	115
5. „Do ut des": Der Arzt auf dem Weg zur Prostitution	117
Wehleidigkeit und Anspruchsdenken	117
Wo bleibt das Vorbild?	120
6. Illusion im sozialen Netz	123
7. Opfer der Justiz	125
Der Arzt zwischen Patient und Arbeitgeber	128
Die Attestitis	130
Das Gutachten	133
Kosten- und Verursacherprinzip	134
Die Aufklärungspflicht	137
Tödliche Sicherheit	142
8. Patientenethik – Patientenprofit	145
Der Weg zur Versicherungsmedizin	145
Statt sich der Gesundheit zu erfreuen ...	147
Das Recht auf Profit	149

Drei Tage war der Vater krank 155
Und der Lohn läuft weiter 157
Auf dem Weg zum Stall: der Versicherungsbetrug 158
Einschließlich Vollpension 159
Und täglich klingelt die Kasse 161
Die Kur – Baustein zur Frührente 163
Der lange Weg zur Rente 166
Der Kunstfehlerprozeß 169

9. Der Zeitgeist der Verantwortungslosigkeit 175

Entartetes Verhalten 175
Die große Freiheit 176

Schlußbetrachtung 181

Literaturverzeichnis 185

Vorwort

Prof. Dr. med. Wolfgang Gerok
Direktor der medizinischen
Universitätsklinik Freiburg
Hugstetter Straße 55
7800 Freiburg

Die These, daß die Medizin und unser Gesundheitswesen in einer Krise stehen, wird heute von vielen Experten, selbsternannten Experten und Laien vertreten. Politiker, Wirtschaftswissenschaftler mit dem Spezialgebiet der Ökonomie des Gesundheitswesens, Juristen, die auf dem Gebiet des Haftungs- und Versicherungsrechtes tätig sind, Verbände und Vertreter der großen Versicherungen, Gewerkschaften und Kirchen, aber auch die medizinischen Fakultäten an den Universitäten und ärztliche Standesorganisationen und Fachverbände haben sich zu dieser These zu Wort gemeldet. Die Literatur ist in den letzten zwanzig Jahren immens angewachsen. Warum also eine weitere Publikation über die Krankheit der Medizin und unseres Gesundheitswesens?

Die vorliegende Monographie von Dr. E. Berbuer erhält ihren besonderen Akzent und ihre Bedeutung dadurch, daß der Autor als Arzt für Allgemeinmedizin in einer Kleinstadt im Schwarzwald tätig ist. Da er teilweise auch die Bevölkerung der umliegenden Dörfer ärztlich betreut, ist er zugleich Landarzt. Er steht also an der Frontlinie unseres Gesundheitswesens, das heißt in unmittelbarem Kontakt mit den Patienten, ihren Krankheiten, seelischen Nöten und sozialen Problemen. Den Leser dieses Buches erwarten deshalb keine theoretischen Überlegungen, keine Auswertungen statistischer Daten und keine gesundheitspolitischen Empfehlungen. Dem Leser werden vielmehr Erfahrungen, Beobachtungen und Erlebnisse vermittelt, die ein Arzt in seiner langjährigen ärztlichen Praxis gemacht hat. Es ist keine Darstellung vom „grünen Tisch", sondern erlebte Wirklichkeit der Medizin und des ärztlichen Alltags.

Das Buch ist ein erschütterndes Dokument, das sich ein Arzt neben seiner intensiven praktischen Arbeit in den wenigen freien Stunden von der Seele geschrieben hat. Manches mag überzeichnet sein. Aber alle, die an einem guten Gesundheitssystem interessiert sind, werden durch dieses Buch vieles lernen können: Die Professoren und Dozenten an den medizinischen Fakultäten erhalten Hinweise, woran unser Ausbildungssystem krankt; Gebietsärzte (Fachärzte) und Krankenhausärzte erfahren die Schwierigkeiten und Nöte des auf sich selbst gestellten Kollegen in freier Praxis; Juristen werden erfahren, daß eine überbetonte juristische Kodifizierung der ärztlichen Tätigkeit zu einer defensiven Medizin führt und damit ihr Ziel, den Schutz des Patienten zu erhöhen, verfehlt; Politikern wird die Einsicht vermittelt, wie sehr unser musterhaftes Sozialsystem mißbraucht werden kann; nicht zuletzt werden die Patienten erfahren, wie komplex der Mensch in Gesundheit und Krankheit ist und wie wenig die Behandlung eines kranken Menschen mit einer technischen Reparatur vergleichbar ist. Uns allen bringt dieses Buch zum Bewußtsein, daß jeder Mißbrauch unseres Gesundheitssystems ein Verstoß gegen die Solidargemeinschaft ist.

Gegenseitige Schuldzuweisungen sind heute an der Tagesordnung, wenn die Probleme der modernen Medizin und des Gesundheitswesens diskutiert werden. Das Buch zeigt eindrücklich, daß es nicht einen einzelnen Schuldigen oder eine Gruppe von Schuldigen gibt, sondern daß Versagenszustände auf vielen Ebenen, bei vielen Personen und Institutionen zur Krise der Medizin geführt haben. Dabei handelt es sich um kein technisches, sondern überwiegend um ein moralisch-ethisches Defizit. Je höher die wissenschaftlich-technische Entwicklung und je stärker die soziale Organisation einer Gemeinschaft ist, umso größere ethische Anforderungen erwachsen dem einzelnen. Dies gilt nicht nur für die Medizin und das Gesundheitswesen; die Medizin ist aber wie ein Brennspiegel, in dem sich viele Probleme unserer modernen Welt konzentrieren.

Der Leser wird vielleicht von seinem eigenen Standpunkt aus manches anders beurteilen als der Autor und mit dessen Darstellung und Bewertung mancher Fakten nicht voll einverstanden sein. Dies liegt in der Natur der Sache. Mit einer Darstellung, in der alle Aussagen nach jeder Seite abgesichert sind, könnten die Probleme nicht offengelegt werden. Der Autor ist ein engagierter, begeisterter Arzt und kann deshalb nicht leidenschaftslos die Fakten beschreiben, die ihn an einer optimalen ärztlichen Tätigkeit hindern und die das Vertrauensverhältnis von Arzt und Patient stören und belasten.

Möge dieses Buch vielen, die sich für unsere Medizin und unser Gesundheitssystem verantwortlich fühlen, Anstoß zum Umdenken und verantwortlichen Handeln sein.

Freiburg, im Januar 1990　　　　　　　　　　　　　　　W. Gerok

Einleitung

Unsere moderne Medizin wird zunehmend unbezahlbar. Die Kostenexplosion im Gesundheitswesen ist seit einigen Jahren zum Dauerbrenner politischer Diskussion und zum Dauerthema in unseren Zeitungen geworden. Fieberhaft suchen alle am Gesundheitssystem Beteiligten nach einem Ausweg aus diesem Dilemma. Einig sind sich Patienten, Ärzte, Krankenkassen, Krankenhausträger, medizinisches Hilfspersonal und die Politiker allein in einem Punkt: alle sind unzufrieden. Folglich sucht jeder die Schuld für die Entwicklung beim anderen, und es kommt zu gegenseitiger Beschuldigung und Diffamierung, ja zu regelrechten Schlammschlachten.

Ich habe nicht die Absicht, mit diesem Buch eine wissenschaftliche Analyse der Krise unseres Gesundheitssystems vorzulegen. Es soll nichts anderes sein als ein Bericht von der Basis unter dem subjektiven Blickwinkel eines Beteiligten.

Seit nunmehr sechs Jahren bin ich in einem kleinen Städtchen im Schwarzwald als Arzt für Allgemeinmedizin niedergelassen. Vorausgegangen war nach dem Medizinstudium eine fünfjährige Zeit als Assistenzarzt in mehreren deutschen Krankenhäusern. In den sechs Jahren als Landarzt habe ich sehr viel gelernt. Mit völlig neuen Erfahrungen konfrontiert, mußte ich viel vom erlernten Wissen revidieren, Ansichten korrigieren und völlig neue Denk- und Sichtweisen akzeptieren. Bei vielen positiven Erlebnissen in dieser sinnerfüllten Tätigkeit gab es auch viel Ärger und Enttäuschung. Es gehört nicht zu meinen Charaktereigenschaften, dergleichen demütig hinzunehmen. So habe ich versucht, die negativen Eindrücke festzuhalten und zu ordnen. Die Analyse führte mich zu Thesen, die ich zur Diskussion stellen möchte und im folgenden mit Erläuterungen und Beispielen aus der täglichen Praxis zu untermauern versuche. Auf den Entwurf von Lösungsmodellen und Alternativen habe ich gezielt verzichtet. Sie werden lediglich andeutungsweise dort sichtbar, wo ich bereits mein eigenes Verhalten entsprechend korrigieren konnte.

Zwölf Thesen

1. Das Medizinstudium fördert mechanistisches Denken und berücksichtigt nach wie vor zu wenig psychosomatische Zusammenhänge. Alternative Behandlungsmethoden wie Naturheilverfahren, Homöopathie oder Chirotherapie werden ignoriert, obwohl sie in der täglichen Praxis zunehmend Bedeutung erlangen.
2. Die Weiterbildung der Ärzte ist organgebunden und technisch-therapeutisch orientiert. Auch hier wird der Mensch als Ganzheit zu wenig berücksichtigt.
3. Unser Krankenhausfinanzierungssystem fördert unwirtschaftliches Arbeiten und ist kostentreibend durch überhöhte Bettenkapazität und zu lange Liegezeit. Es behindert rationelle Diagnostik und effektive Therapie.
4. Die überhöhte Zahl niedergelassener Gebietsärzte (Fachärzte) behindert die Entwicklung einer guten, ganzheitlichen Allgemeinmedizin und fördert die organorientierte Zerteilung des Patienten. Die dadurch entstandene Ausweitung der Diagnostik ist extrem kostenintensiv.
5. Das gegenwärtige Honorierungssystem für Ärzte belohnt unpersönliche Fließbandarbeit und symptombezogene Therapie, bestraft zuwendungsintensive Medizin ebenso wie ursachenorientierte und vorbeugende Behandlung.
6. Ärzte sind zum Verteiler wirtschaftlicher Vorteile unseres Sozialstaates geworden. Dies fördert profitorientiertes Verhalten und Unehrlichkeit des Patienten und stört nachhaltig das für Diagnose und Therapie so wichtige Vertrauensverhältnis.
7. Der Arzt hat seine Rolle als Weiser und Heiler verloren. Er gilt als gut verdienender Handwerker am Menschen, der – ähnlich wie Priester und Lehrer – als Vorbild unglaubwürdig geworden ist.
8. Zunehmendes Eindringen der Justiz in die Medizin, Anspruchsdenken der Patienten, abergläubische Erwartung von medizinischen Wundern sowie das vermeintliche Recht auf Heilung führen zu defensiver Medizin. Die dadurch bedingte Ausweitung der Diagnostik zur Absicherung des Arztes hat die Kosten extrem in die Höhe schnellen lassen.

9. Unser ausuferndes Versicherungssystem zerstört eigenverantwortliches Denken sowohl bei Patienten wie auch beim Arzt. Vernünftiges Verhalten wird wirtschaftlich bestraft, unvernünftiges, risikoreiches und selbstschädigendes Verhalten wird wirtschaftlich belohnt.
10. Kranken- und Rentenversicherung fördern Schmarotzertum und profitorientiertes Verhalten; auch hier wird der vernünftige und korrekte Versicherte bestraft, indem er die Kosten für Unvernünftige und Ausbeuter mitzutragen hat.
11. Mangelnde Gesundheitsbildung und gefährliche medizinische Halb- und Pseudobildung behindern die Entwicklung einer echten vorbeugenden Medizin. Statt dessen nimmt die Medikation und Selbstmedikation ungeheure Ausmaße an.
12. Der Zeitgeist der Verantwortungslosigkeit führt zur Enteignung der Gesundheit und überantwortet sie Ärzten, Versicherungen und der Verwaltung des Gemeinwesens.

Die historische Entwicklung unseres Gesundheitssystems

Jegliches Lebewesen ist in der Auseinandersetzung mit seiner Umwelt ständig der Gefahr der Verletzung, Erkrankung oder des Todes ausgesetzt. Ein wesentlicher Bestandteil der menschlichen Kultur entwickelte sich als Auflehnung gegen die unabwendbar erscheinende Bedrohung durch das Schicksal.

Schon das das Brutpflegeverhalten verschiedener Tierarten zeigt ausgeprägte Schutzfunktionen für die Jungtiere, die sogar so weit gehen, daß sich ein oder beide Elterntiere einem Angreifer zur Ablenkung als Opfer anbieten. Auch ein eventuelles Unterliegen wird in Kauf genommen. Es sind von Tieren – wie Delphinen und Walen – soziale Strukturen bekannt, die eine Unterstützung eines verletzten oder erkrankten Tieres durch andere Mitglieder der Gemeinschaft darstellen.

In der menschlichen Gesellschaft wurden diese Aufgaben zunächst von der Sippe, dem Stamm oder der Familie übernommen. Auch hier stand die Brutpflege im Vordergrund, die Pflege erkrankter Erwachsener oder sogar der Greise kam erst viel später hinzu. Bereits in den Urzellen der menschlichen Gemeinschaft wurden neben der Pflege auch Heilungsversuche durchgeführt. Dies läßt sich auch heute bei ethnischen Gruppen nachweisen, die noch relativ isoliert von unserer zivilisierten Gesellschaft leben konnten. Interessanterweise entwickelte sich diese „Primitiv-Medizin" nicht isoliert im Sinne einer rein praktischen oder handwerklichen Tätigkeit, sondern war stets auch mit der Entwicklung einer Religion, man könnte auch sagen Philosophie, verbunden. Es ist somit nicht verwunderlich, daß diese Medizin von Personen ausgeübt wurde, die in der jeweiligen ethnischen Gruppe auch von religiöser Bedeutung waren. Typisch hierfür ist der „Medizinmann", dessen Erscheinung wohl eher an einen Priester als an einen heutigen Arzt erinnert. Mit der Entwicklung höherer Kulturen, die gleichzeitig mit dem Entstehen größerer Wohngemeinschaften, also Städten, verbunden war, kam es mehr und mehr zur Ausbildung eines Gesundheitswesens. Auch dies schälte sich zunächst aus der Priesterschaft heraus und war der führenden Bevölkerungsschicht vorbehalten. Bereits in der ägyptischen Kultur gab es eine gut entwickelte Heilkunde. Den Höhepunkt, auf dem noch heute unsere Medizin fußt, brachte schließlich die griechische Kultur.

Mit dem zunehmenden Zerfall der Großfamilien durch die Verstädterung wurde die soziale Absicherung durch die Familie oder Sippe immer schwieriger. So kam es bereits im Mittelalter bei den Knappschaften und Zünften, also bei lohnabhängiger Tätigkeit, zu einer Art Versicherung. Jeweils an den Zahltagen wurden „Büchsen" aufgestellt, in die jeder Geldempfänger einen freiwilligen Beitrag zur Unterstützung erkrankter Knappen oder Zunftgenossen entrichtete. In einigen Bereichen wurde dies mit der Zeit sogar zur Pflicht, es wurde der sogenannte „Büchsenpfennig" erhoben. Verwalter dieser Selbsthilfeorganisation waren Brudermeister oder Knappschaftsälteste, der letzte Begriff ist auch heute noch bekannt.

Erst um 1800 wurde im Recht des preußischen Staates ein Programm der staatlichen Armenpflege aufgebaut. Der Staat teilte die Aufgabe der Ernährung und Verpflegung derjenigen Bürger, die nicht für sich selbst sorgen konnten, den Städten und Gemeinden zu. Diese Armenhilfe trat jedoch nur in Kraft, wenn die betreffende Person nicht von anderer Seite unterstützt werden konnte, zum Beispiel durch die Gemeinschaft von Gesellen oder innerhalb einer Innung. Aus diesen Anfängen hat sich letztlich die heutige Sozialhilfe entwickelt.

Den großen Umbruch brachte die industrielle Revolution, die durch die Ansiedlung von Arbeitern in städtischen Gemeinschaften die alten Bande von Sippe, Familie, Zünften usw. entgültig zerriß. Das herrschende Elend führte zur Entwicklung der Sozialdemokratie und der Gewerkschaften, die sich der schlechten sozialen Lage der Arbeiterschaft annahmen. Daß dem preußischen Militär bei Musterungen der extrem schlechte Zustand der jungen Männer aus Fabrikarbeiterkreisen auffiel, durch den ihre Verwendung als Soldaten in Frage stand, war sicherlich ein wesentlicher Faktor für die „kaiserliche Botschaft an den Reichstag", in der Kaiser Wilhelm I. 1881 eine Mitwirkung des Reichstages auf dem Wege der Gesetzgebung zur Linderung und Heilung sozialer Schäden empfahl (Toellner 41).

Die daraus entstandene Reichsversicherungsordnung führte erstmalig in der Weltgeschichte zu einer Versicherung der Arbeiter bei Krankheit, Unfall, Invalidität und Alter. Damit war ein „Rechtsanspruch" der Arbeiter auf entsprechende Leistungen festgelegt. Dies ist ein sehr wichtiger Begriff, auf den ich noch zurückkommen werde.

Das Gesetz hat bereits damals genau den versicherten Personenkreis umrissen und auch die Einbeziehung von Familienangehörigen gesichert. Auch gab es bereits eine Versicherungspflichtgrenze, das heißt, Personen mit einem Einkommen über dem festgelegten Betrag schieden aus der Versicherungspflicht aus. Die Versicherung gewährte freie ärztliche Behandlung und freie Arznei vom Beginn einer Krankheit, außerdem Krankengeld von mindestens 50 Prozent des Lohnes ab dem dritten Tag nach Beginn der Krankheit. Des weiteren wurden ein Sterbegeld und eine Wöchnerinnenunterstützung eingeführt. 1911 kam schließlich ein Versicherungsgesetz für Angestellte, 1923 das Reichsknappschaftsgesetz hinzu.

Diese Reichsversicherungsordnung (RVO) hat in ihren wesentlichen Zügen bis heute ihre Gültigkeit behalten, Einzelheiten wurden in immer wieder neuen Gesetzen leicht verändert. Inzwischen wurde sie durch das Sozialgesetzbuch V (SGB V) abgelöst.

Auch heute noch werden unsere Krankenversicherungen unterschieden nach RVO-Kassen (das sind die durch die Reichsversicherungsordnung eingeführten Kassen) und Ersatzkassen. Als weitere Träger der Krankenversicherung kommen die Sozialämter in Frage, wenn keine Mitgliedschaft in einer Ersatz- oder RVO-Kasse besteht und auch keine anderwärtige Absicherung vorhanden ist. Die Kostenübernahme für medizinische Leistungen wird aber auch von anderen Einrichtungen gewährt, zum Beispiel von der Rentenversicherung (auch ein Produkt der Reichsversicherungsordnung). Sie bezahlt Maßnahmen, die zum Erhalt der Erwerbsfähigkeit erforderlich erscheinen. Diese sind uns unter dem Begriff der „Heilverfahren" oder Kuren bekannt. Weitere Leistungsträger entstanden aus dem Zusammenschluß der Arbeitgeber in Berufsgenossenschaften. Von jenen werden Leistungen für Erkrankungen erbracht, die durch Arbeitsunfälle entstanden sind.

Allen zuvor genannten Organisationen oder Versicherungen liegt die Idee der Solidargemeinschaft zugrunde. Das bedeutet, daß in einer Gemeinschaft von Menschen das ungleiche Schicksal ein wenig ausgeglichen werden soll, um den mit Krankheit und Unfallfolgen geschlagenen Menschen wenigstens die soziale Not zu ersparen. Der von der Solidargemeinschaft aufgebrachte Beitrag wird gezielt an Bedürftige verteilt.

Die Versicherungen sind also ein soziales System zur Absicherung gegen schwere soziale Nachteile und nicht etwa ein Schutzsystem gegen Krankheit. Sie haben somit erst in zweiter Linie etwas mit der medizinischen Behandlung zu tun.

Die Entwicklung dieses Systems ist für das Verständnis seiner heutigen Schwierigkeiten von großer Bedeutung: Unsere derzeitige soziale Situation ist in keiner Weise mehr mit der Situation in der industriellen Revolution zu vergleichen. So erscheint es zunächst denkbar, daß mit dem allgemein vermehrten Wohlstand die Notwendigkeit einer Absicherung gegen soziale Notlagen abnehmen müßte. Wie wir alle aus der täglichen Zeitungslektüre wissen, ist genau das Gegenteil der Fall. In nie dagewesenem Umfang werden heute zusätzliche Leistungen durch Krankenversicherungen und Rentenversicherungen finanziert.

Die Situation des Arztes

1. Die historische Entwicklung

Wie hat sich in dem eingangs beschriebenen System nun die Situation des Arztes gewandelt?

Wir sprachen bereits von der Zeit der Medizinmänner, der rituellen Heiler, der Weisen, Druiden usw. Zur Zeit des Hippokrates um 400 v. Chr. wurden medizinische Kenntnisse üblicherweise vom Vater auf den Sohn weitergegeben. Außerdem wurden einzelne Schüler angenommen, die dafür später die Altersversorgung ihres Lehrers sicherzustellen hatten.

Von dieser Situation sind wir heute natürlich sehr weit entfernt. Jedoch erfolgte die erste gesetzliche Regelung, die einen besonderen Befähigungsnachweis für die Ausübung des ärztlichen Berufes verlangte, erst im Jahre 1869. Sie bezog sich damals auf Apotheker, Wundärzte, Augenärzte, Geburtshelfer, Zahnärzte und Tierärzte. Man nannte die gesetzliche Genehmigung zur Ausübung des ärztlichen Berufes „Approbation" (lateinisch: approbare = zustimmen). Die Approbation war damals erforderlich für Tätigkeiten, die einer amtlichen Funktion gleichkamen. Die Ausübung der Heilkunde ohne Approbation wurde jedoch nicht verboten, nur die Titelführung als Arzt.

Erst 1935 kam mit der Reichsärzteordnung ein komplettes Gesetzeswerk zur Regelung der ärztlichen Tätigkeit heraus. Seit 1970 haben wir die neue Bundesärzteordnung, die Vorschriften für den ärztlichen Beruf, die Ermächtigung zum Erlaß einer Approbation und einer Gebührenordnung sowie die Voraussetzungen zur Erteilung und zur Rücknahme der Approbation enthält. Weiterhin sind hier Strafbestimmungen vorgegeben, die verhindern sollen, daß Heilkunde berufsmäßig ohne Approbation ausgeübt wird.

Wie gesagt, wurde mit der ersten Approbationsordnung die Ausübung der Heilkunde ohne Approbation nicht verboten. Wir hatten somit die seltsame Regelung, daß die ärztliche Tätigkeit streng geregelt war, gleichzeitig aber die Ausübung der

Heilkunde ohne die Bezeichnung „Arzt" oder „Ärztin" keinerlei gesetzlichen Bestimmungen unterlag. Um diese unvernünftige Situation abzuschaffen, wurde 1939 das Heilpraktikergesetz geschaffen. Dieses Heilpraktikergesetz diente ursprünglich dem Ziel, die Ausübung der Heilkunde durch andere Personen als approbierte Ärzte abzuschaffen. So war im Heilpraktikergesetz (§ 1) festgelegt, daß die bis dahin erlaubnisfreie Ausübung der Heilkunde in Zukunft von einer besonderen Zulassung abhängig wurde. Als Übergangslösung durften alle Personen, die bei Inkrafttreten des Heilpraktikergesetzes Heilkunde ausübten, zwar weiter tätig sein, mußten aber die Erlaubnis, als Heilpraktiker zu arbeiten, nachträglich beantragen. Danach sollte die Genehmigung zur Ausübung der Heilkunde als Heilpraktiker nur noch erteilt werden, wenn der Antragsteller mindestens 25 Jahre alt war, die deutsche Staatsangehörigkeit besaß, sittlich zuverlässig und frei von Sucht oder körperlichen und geistigen Schwächen war. Fachbezogene Kenntnisse brauchten nicht nachgewiesen zu werden. Der Haken an diesem Gesetz: Die Erlaubnis konnte nur versagt werden, wenn bei der Überprüfung durch das Gesundheitsamt die Kenntnisse und Fähigkeiten des Antragstellers eine Gefahr für die Volksgesundheit bedeuteten.

Wieso ist dies ein Haken? Man hatte gehofft, daß nach diesem Gesetz kein Mensch mehr die Zulassung als Heilpraktiker beantragen würde. Nun waren aber die Voraussetzungen nicht eben streng, gerade weil man keine fachbezogenen Kenntnisse nachweisen mußte. Man hatte vor allem nicht bedacht, daß die Beweislast zur Erlaubnisverweigerung bei den Gesundheitsämtern lag. Wie sollten diese in einem Gespräch mit einem angehenden Heilpraktiker nachweisen, daß seine Tätigkeit eine Gefahr für die Volksgesundheit bedeuten würde? Die Betonung liegt hier auf „nachweisbar". Durch diese gravierende Lücke im Gesetz wurde ein völlig neuer Berufsstand – eben der des Heilpraktikers – geschaffen.

Genau dieses Heilpraktikergesetz gilt heute noch. So haben wir wieder die absurde Situation von 1869: strenge Regelung der ärztlichen Tätigkeit durch Gesetz, Kontrolle und Anwendung dieses Gesetzes durch die Ärztekammern, in denen jeder Arzt Mitglied sein muß; auf der anderen Seite die Tätigkeit als Heilpraktiker ohne Notwendigkeit des Nachweises von Fachwissen, ohne strenge gesetzliche Kontrollen und Normen.

Bestimmte Tätigkeiten sind jedoch den Heilpraktikern verboten. Hierzu gehören die Behandlung von Geschlechtskrankheiten oder auch nur die Untersuchung der Geschlechtsorgane sowie Geburtshilfe, die Verordnung von verschreibungspflichtigen Arznei- und Betäubungsmitteln, die Leichenschau und die Ausstellung von Totenscheinen. Auch dürfen sie keine meldepflichtigen übertragbaren Krankheiten behandeln. Höchst interessant ist, daß es keine Regelung gibt, die den Bruch der Schweigepflicht unter Strafe stellt. Dies dürfte allgemein wenig bekannt sein.

Einen Antrag auf Approbation als Arzt kann nur jemand stellen, der ein mindestens sechs Jahre dauerndes Medizinstudium erfolgreich abgeschlossen hat. Auf der anderen Seite kann jeder Bürger über 25 Jahre, auch ohne jegliche Fachkenntnisse und Ausbildung, Heilpraktiker werden, wenn er die Bestimmungen des Heilpraktikergesetzes kennt und weiß, was er nicht behandeln darf. Selbst die Standesorganisationen der Heilpraktiker haben dieses Defizit erkannt und bieten die Möglichkeit, entsprechende Schulen zu besuchen. Wie ist nun der große Zulauf zu den Heilpraktikern in heutiger Zeit zu erklären? Liegt es nur daran, daß die meisten Patienten gar nicht wissen, daß die Heilpraktiker keine spezifische Ausbildung brauchen? Oder ist es eher Unzufriedenheit mit Ärzten?

2. Das Medizinstudium

Das mindestens sechsjährige Medizinstudium ist straff durchorganisiert und gegliedert. Die Entwicklung der letzten zweihundert Jahre hat mit den rasanten Entwicklungen in der Naturwissenschaft auch die Heilkunde vollständig gewandelt. Die Erfahrungsmedizin mit ihren Überlieferungen war stark zuwendungsorientiert und bezog den ganzen Menschen bei der Behandlung seines Leidens ein, konnte aber in den wenigsten Fällen kausal an die Ursachen der Leiden herangehen. Heute haben wir die gänzlich von Naturwissenschaften durchdrungene Medizin, die überall nach dem Ursache-Wirkung-Prinzip sucht. Der Einzug der Naturwissenschaften in die Medizin und der Einzug der Medizin in die Universitäten ist wohl der einschneidendste Wandel in der Geschichte der Heilkunde.

„Mit dem Aufkommen der modernen Naturwissenschaften und der Erkenntnis ihrer immensen Bedeutung für die Medizin, entwickelte sich die Lehre der modernen Pathologie, die Lehre von den Krankheiten und ihren Ursachen. Die Entdeckung der ersten Bakterien als Krankheitserreger, die Aufklärung der Seuchen als Infektionskrankheiten, führte zu der Hoffnung, eines Tages sämtliche Krankheitszustände auf derartige Ursachen zurückführen zu können. Mit dieser Entwicklung verlagerte sich die Aufmerksamkeit der Ärzte immer mehr von der Gesamtpersönlichkeit des Patienten auf die Krankheit." (Capra 4)

Wie sieht es aus, das Medizinstudium? Kurz gesagt: zwei Jahre Vorklinik, drei Jahre Klinik, ein Jahr Praxis. Nun, darunter kann sich kein Mensch etwas vorstellen. Ich konnte es auch nicht, als ich als Student der Philosophie und der Geschichte im ersten Semester durch die Gänge der Universität irrte und versuchte, mal hier, mal da meine Nase hineinzustecken. Damals war es noch kein Problem, einen Studienplatz in Medizin zu bekommen, und ich hatte die Absicht, aus Interesse am Fach für ein oder zwei Semester Medizin zu studieren. Ich hatte zunächst noch nicht den Wunsch, einmal Arzt zu werden.

„Man hat mir einen Stundenplan in die Hand gedrückt und mich auf einen akademischen Hürdenlauf geschickt, in dessen Verlauf man sehr schnell Gefahr lief, nicht mehr die Hürden selbst als eigentliche Herausforderung anzusehen, sondern nur den möglichst reibungsfreien Weg, über sie hinweg- oder um sie herumzukommen." (Rühle 33)

So wurden wir Frischlinge in einen großen Hörsaal geladen und mit dem vertraut gemacht, was auf uns zukam: zunächst zwei Jahre Studium der naturwissenschaftlichen Grundlagen, zum Beispiel Physik, Chemie und Biologie und Studium des Aufbaus des normalen menschlichen Organismus mit Anatomie, Physiologie und physiologischer Chemie. Dieser Abschnitt sollte dann mit dem „Physikum", auch „ärztliche Vorprüfung" genannt, abschließen. Also zwei Jahre lang kein Wort von Gesundheitsvorsorge, Krankheit oder Heilkunde, mit der Ausnahme der Verpflichtung, bis zu dieser Vorprüfung ein Krankenpflegepraktikum von zwei Monaten nachzuweisen sowie einen Kurs in Erster Hilfe. Zusätzlich ist in diesen ersten Abschnitt noch die Lehre der medizinischen Psychologie und der medizinischen Soziologie aufgenommen worden.

Für alle Medizinstudenten ist dieser Abschnitt des Studiums mit viel Stöhnen und Wehklagen verbunden, da in relativ kurzer Zeit eine ungeheure Menge an Fakten regelrecht eingepaukt werden muß. Für mich war aber dieser Wissenszuwachs mit einer enormen Faszination verbunden, die zu immer neuen Fragen und zu einem „Immer-mehr-wissen-wollen" führte.

Zu meiner Zeit war die ärztliche Vorprüfung mit einer Durchfallquote von fast 50 Prozent noch die wesentliche Hürde im Medizinstudium. Die Durchfallquoten sind zwar heute nicht mehr so hoch, ich kann mir aber vorstellen, daß auch die heutigen Studenten nach bestandenem Physikum in eine Phase der Euphorie kommen. Man muß sich das einmal vorstellen: Nach zwei Jahren intensiver Wissensanhäufung hatte man eine ungeheure Zahl von Fakten und Zusammenhängen in der Prüfungssituation abrufbereit. Für eine gewisse Zeit schleicht sich das Gefühl ein, man habe den „totalen Durchblick", kenne den gesunden Menschen in- und auswendig und könne alle bis zu diesem Zeitpunkt bekannten naturwissenschaftlichen Zusammenhänge zumindest im Ansatz begreifen. Nun, die Speicherkapazität des menschlichen Gehirns ist beschränkt. Ich würde gerne einmal uns praktisch tätigen Ärzte ohne weitere Vorbereitung heute in einem Physikum versammelt sehen! Unser Gedächtnis sortiert, scheidet manches aus, was für die spätere tägliche Praxis nicht mehr so wichtig ist. Leider ist dieses Sortiersystem nicht unfehlbar, und so geraten auch Fakten in Vergessenheit, die durchaus in der täglichen Arbeit von Bedeutung sein können.

Nach diesem zweijährigen Studium des gesunden Menschen schließt sich dann das vierjährige Studium der pathologischen Erscheinungen an, also das der Krankheiten, ihrer Ursachen, Diagnose und Therapie. Diese vier Jahre sind gegliedert in einen dreijährigen theoretischen und einen einjährigen praktischen Teil. Im ersten Jahr werden die allgemeine Krankheitslehre und die Grundlagen der klinischen Medizin vermittelt. Es geht also um die allgemeinen Grundlagen von Erkrankungen, die feingeweblichen Veränderungen von Organen und Organsystemen, die Bedeutung genetischer Faktoren sowie die Grundlagen und Anwendungsbereiche von Untersuchungsmethoden. Hier finden Kurse statt zur Untersuchung des Patienten, Beurteilung von Laborwerten, Bedeutung von Strahlenwirkungen usw. Des weiteren wird die Zusammensetzung und chemische Struktur der Arzneimittel und Gifte in dieser Zeit erlernt. An diesen Abschnitt schließt sich wiederum eine schriftliche Prüfung an.

Die nächsten zwei Jahre geht es nun an die fachspezifische Ausbildung. In dieser Zeit kommt der Student mit all den Fachgebieten in Berührung, die auch nachher in der praktischen Medizin von Bedeutung sind, zum Beispiel Kinderheilkunde, Innere Medizin, Augenerkrankungen, Hals-Nasen-Ohren-Krankheiten usw. Darüber hinaus werden Kenntnisse über die Wechselbeziehung von Gesundheit und Krankheit mit Umwelt, Gesellschaft und Arbeit erworben. Studiert werden auch die Methoden der allgemeinen Umwelt-, Seuchen- und Sozialhygiene sowie die Organisation, Aufgaben und Arbeitsweisen des öffentlichen Gesundheitswesens. Die Grundzüge der Sozialmedizin sowie die Vorschriften des Arbeitsschutzes und der Arbeitsmedizin werden hier ebenso erlernt wie die ärztlichen Aspekte der Rehabilitation Behinderter zur Wiedereingliederung in die Gesellschaft.

In den jeweiligen fachspezifischen Vorlesungen und Praktika ist der Student mit den Hochschullehrern und Repräsentanten der jeweiligen Fachrichtung konfrontiert. Das bedeutet, die Innere Medizin erlernt er vom Professor für Innere Medizin, die Chirurgie vom Professor für Chirurgie usw. Dieser Aspekt des Studiums ist später in der praktischen Anwendung der Medizin von großer Bedeutung, und ich werde darauf noch einige Male zurückkommen.

Nach der viertägigen Prüfung, die diesen Studienabschnitt beschließt, besitzt der Student alle theoretischen Kenntnisse, die für die Erteilung der Approbation gefordert werden. Es folgt ein zwölfmonatiger praktischer Abschnitt durch Tätigkeit im Krankenhaus. Der Student soll ausreichend Gelegenheit zur Sammlung praktischer Erfahrung am Krankenbett haben. Kurz gesagt, nach fünf Jahren rein theoretischer Ausbildung wird der Student unter Aufsicht auf die Menschheit losgelassen. In dieser Zeit treten die eigentlichen Schwierigkeiten auf, das erlernte theoretische Wissen in praktische Tätigkeit umzusetzen, und nicht zuletzt deshalb soll diese praktische Phase um zwei Jahre verlängert werden.

Zur Zeit folgt nach dem praktischen Jahr eine zweijährige Tätigkeit als „Arzt im Praktikum" mit beschränkter Berufszulassung. Erst anschließend, also nach fünf theoretischen und drei praktischen Jahren, kann beim zuständigen Regierungspräsidenten die Erteilung der Approbation beantragt werden. Diese wird erteilt, wenn die weiteren Voraussetzungen wie deutsche Staatsangehörigkeit, Freiheit von Sucht und Geisteskrankheiten etc. erfüllt sind. Jedoch muß der potentielle Arzt sie nicht beantragen. Er kann sich durchaus seines medizinischen Staatsexamens erfreuen und vielleicht einem ganz anderen Beruf nachgehen, ohne Arzt zu werden. Arzt wird man erst durch die Approbation, nicht durch das bestandene Examen. Dies ist keine theoretische Möglichkeit, es gibt tatsächlich Naturwissenschaftler, die ein Medizinstudium abgeschlossen haben und niemals als Ärzte tätig werden. Genauso gibt es Rechtsanwälte, die neben dem juristischen auch ein medizinisches Studium absolviert haben und als Rechtsanwälte praktizieren, ohne gleichzeitig Arzt zu sein.

Wird die Approbation erteilt, berechtigt diese zur uneingeschränkten Ausübung der Heilkunde. Man ist ab sofort den

Kammergesetzen unterstellt und kann ärztlich tätig werden. Das heißt, daß mit der Approbation keine Beschränkung auf ein Fachgebiet erfolgt und daß die gesamte Medizin vollkommen eigenverantwortlich praktiziert werden kann. Eine Weiterbildung ist nicht vorgeschrieben.

Zu diesem Zeitpunkt werden die Weichen für die weitere Tätigkeit im Gesundheitssystem gestellt. Mit der Approbation in der Hand kann man in die Klinik gehen oder in einem Fachgebiet tätig werden, man kann sich sofort in einer eigenen Praxis niederlassen, man kann ins Gesundheitsamt und damit in den öffentlichen Gesundheitsdienst eintreten. In Industriebetrieben ist die Möglichkeit gegeben, als Arbeitsmediziner zu arbeiten, bei der Bundeswehr im truppenärztlichen Dienst, bei kirchlichen und caritativen Organisationen in der Beratung und Ausbildung von Hilfskräften usw. Die Approbation als Arzt ermöglicht also eine Vielzahl von beruflichen Tätigkeiten.

Bereits während des Studiums hat der Student die Möglichkeit, neben den üblichen Lehrveranstaltungen auch noch selbständig wissenschaftlich tätig zu werden. Unter Anleitung eines Hochschullehrers ist er berechtigt, ein wissenschaftliches Thema zu bearbeiten, um dann nach Abschluß des Studiums und nach Vorlage und Überprüfung der angefertigten Arbeit den Titel eines „Doktor der Medizin" zu erlangen. Der Doktortitel ist somit an den erfolgreichen Abschluß des Medizinstudiums gekoppelt, jedoch ist die Promotion, also der Erwerb des Doktortitels, nicht notwendig vorgeschrieben. Bereits heute praktizieren 50 Prozent der Ärzte ohne den Titel „Dr. med.". In weiten Teilen der Bevölkerung ist der Arzt automatisch der „Doktor", die Bedeutung des akademischen Grades ist nicht bekannt.

Wie bereits gesagt, berechtigt die Approbation den Arzt zur unbegrenzten Ausübung der Heilkunde. Die Realität sieht jedoch anders aus. Nur wenige Ärzte lassen sich sofort nach dem Examen nieder und betreiben ihre Privatpraxis.

Nach dem Examen kristallisieren sich die Berufsvorstellungen deutlicher heraus. Der eine möchte Chirurg werden, der nächste Internist, ein anderer Gynäkologe, also eine fachspezifische Weiterbildung anschließen. Andere wiederum haben die allgemeinärztliche Tätigkeit in der Praxis, unter Umständen sogar der Landpraxis als Ziel auserkoren.

„Als ich nach dem letzten Examen in die Runde der Mitprüflinge sah, drängte sich mir ein beklemmendes Gefühl auf. Waren das wirklich die gleichen, mit denen ich das Studium damals begonnen hatte? Keine Freude auf die ärztliche Arbeit, für die man ja nun sechs Jahre gestrampelt hatte. Keine Spur des Idealismus von damals, eher distanzierte Karriereplanung und kalkulierte Gefühlswelten. Was war passiert?" (Rühle 33)

Manch ein Student geht in das Medizinstudium mit der Vorstellung, eines Tages als Arzt direkt am Menschen zu wirken. Die stark naturwissenschaftlich geprägte Ausrichtung des Studiums läßt bereits in den ersten Semestern einen deutlichen Wandel eintreten. Etwas überspitzt formuliert könnte man sagen, daß zu Beginn des Studiums bei vielen ein „Albert Schweitzer" das Vorbild ist, nach einigen Semestern dieses Ziel aber durch das des Nobelpreises der Medizin ersetzt wird.

3. Die Weiterbildung

Zwar berechtigt die Approbation zur uneingeschränkten Ausübung der Heilkunde, jedoch wollen die meisten Ärzte als Kassenärzte tätig werden, und hierfür gibt es Einschränkungen: Für die Zulassung einer Kassenpraxis sind mindestens 18 Monate Vorbereitung notwendig. Sie werden jetzt bereits durch die Tätigkeit als Arzt im Praktikum zum Teil abgegolten. Es verbleibt ein Rest von sechs Monaten, der als Assistent in einer Arztpraxis abzuleisten ist. Darüber hinaus wird keine Weiterbildung gefordert.

Da die kassenärztlichen Vereinigungen glaubten, damit nicht das Optimum an ärztlicher Versorgung sicherzustellen, wurde der „Arzt für Allgemeinmedizin" eingeführt. Die Bezeichnung „Facharzt" wurde abgeschafft und statt dessen „Arzt für" eingesetzt. So gibt es nun „Ärzte für Chirurgie", „Ärzte für Gynäkologie" und „Ärzte für Allgemeinmedizin". Nur eine Weiterbildung berechtigt, solch zusätzliche Bezeichnung zu tragen.

Für den Zusatz „Allgemeinmedizin" beispielsweise werden folgende Voraussetzungen gefordert: mindestens anderthalb Jahre Tätigkeit in der Inneren Medizin, ein Jahr in der Chirurgie sowie anderthalb Jahre in Fachgebieten nach freier Wahl, davon ein halbes Jahr in der Allgemeinmedizin, und zwar möglichst in einer für die Weiterbildung zugelassenen Arztpraxis für Allgemeinmedizin. Somit ist ein deutliches Unterscheidungsmerkmal für die Qualität der Aus- und Weiterbildung geschaffen worden. Der Arzt (oder wie früher genannt „praktischer Arzt") trat neben dem deutlich besser weitergebildeten „Arzt für Allgemeinmedizin" in den Hintergrund. Das war zumindest die Idee.

In allen Fachgebieten richtet sich die Weiterbildung nach den Vorschriften der Weiterbildungsordnung. Die Facharztweiterbildungen sind definiert als Beschränkung auf ein Fachgebiet unter Vernachlässigung aller anderen. Hierbei wird also eine größtmögliche Spezialisierung angestrebt, und zwar im wesentlichen in der fachspezifischen Diagnostik und der Ausfeilung der fachspezifischen therapeutischen Technik. Ein angehender Chirurg muß sich also fortan nicht mehr über das im Staatsexamen geprüfte Wissen hinaus weiter mit der Inneren Medizin beschäftigen. Ein angehender Gynäkologe kann durchaus vergessen, was er einmal über Kinderheilkunde gelernt hat, da er es mit großer Wahrscheinlichkeit nicht mehr brauchen wird.

Die Weiterbildungszeiten sind exakt festgelegt. So betragen sie für Allgemeinärzte, Anästhesisten, Augenärzte, Hals-Nasen-Ohren-Ärzte und Hautärzte vier Jahre, für Gynäkologen, Kinderärzte, Röntgenfachärzte, Urologen und Orthopäden fünf Jahre und für Chirurgen und Internisten jeweils sechs Jahre. Die Weiterbildung endet mit einer mündlichen Prüfung vor der Ärztekammer.

Die Weiterbildungen sind ganz unterschiedlich geeignet, den Arzt auf die Tätigkeit in der eigenen Praxis vorzubereiten. Bei den Gebietsärzten findet die Weiterbildung fast ausschließlich in Krankenhäusern statt, bei der Allgemeinmedizin sind zumindest Teile der vorgeschriebenen Weiterbildungszeit in einer Arztpraxis abzuleisten. Die Tätigkeit in einer Praxis unterscheidet sich sehr von der im Krankenhaus, und so entstehen oftmals Schwierigkeiten beim Übergang in die Praxis.

Es ist nun ein eigenartiges Phänomen unserer Gesellschaft, daß grundsätzlich der Spezialist mehr gilt und Spezialwissen mehr Anerkennung findet als breitgestreutes Wissen. Das ist nicht etwa nur aus der Sicht der Patienten so, sondern scheint genauso auf die Medizinstudenten zuzutreffen. Wenn man die Entwicklung der Berufswünsche während des Studiums sieht, schrumpft die Zahl derjenigen, die Allgemeinärzte werden wollen. Entsprechend groß ist der Drang der fertigen Studenten in die Weiterbildungsstellen. Die Anstellungsverträge der Kliniken für diese sind üblicherweise zeitlich befristet, so daß der fertig weitergebildete Arzt normalerweise das Krankenhaus verlassen muß, wenn er nicht eine Oberarzt- oder später Chefarztstelle übernehmen kann. Da nur eine begrenzte Zahl von Kliniken und damit möglichen Chefarztstellen vorhanden ist, bleibt vielen Fachärzten nur, sich in eigener Praxis niederzulassen. Dies brachte eine wahre Flut an Fachpraxen.

4. Der Arzt im Krankenhaus

Weiterbildung und Karriere

Die Bewerbung um eine Assistenzarztstelle in einem Krankenhaus ist immer mit der Festlegung auf ein Fachgebiet verbunden, da es in unseren Krankenhäusern keine allgemeinmedizinischen Abteilungen gibt. Den Professor Brinkmann der Schwarzwaldklinik, der Chirurg, Internist, Geburtshelfer, Kinderarzt, Psychiater und noch mehr in einem ist, gibt es in der Realität nicht, wenn er wohl auch dem geheimen Wunschbild der Zuschauer und Patienten entspricht.

Der angehende Allgemeinmediziner weiß nun, daß er nach der Weiterbildungsordnung mindestens anderthalb Jahre in der Inneren Medizin, ein Jahr in der Chirurgie und anderthalb Jahre in weiteren Abteilungen zubringen muß. Gleich für die erste Anstellung stellt sich ihm das große Problem, daß er als praktisch unerfahrener Kollege die erste Zeit seiner Tätigkeit für seinen weiterbildenden Chefarzt mehr Belastung als Hilfe ist. Er muß erst all die praktischen Fähigkeiten erlernen, die das Studium ihm nicht bieten konnte. Kein Chefarzt wird heute noch den Mut haben, diesen Assistenten bereits nach zwei Tagen den ersten Nachtdienst alleine machen zu lassen. Was aber passiert, wenn der angehende Allgemeinmediziner mit offenen Karten spielt und beispielsweise dem Chirurgen sagt, er wolle nur ein Jahr bleiben? Selbstverständlich wird der Bewerber bevorzugt, der angibt, er wolle Chirurg werden und mindestens vier bis fünf Jahre in der Abteilung bleiben. So ist es also ratsam, dem jeweiligen Chefarzt vorzumachen, daß man die volle Weiterbildung in seinem Fachgebiet anstrebt. Hat man diese erste Hürde überwunden und ist erst einmal Assistenzarzt in einem Krankenhaus, wird das Springen von einer Abteilung zur anderen leichter. Es findet sich immer mal wieder ein Tauschpartner, der von der Inneren in die Chirurgie oder umgekehrt wechseln will. Soweit zu den angehenden Allgemeinmedizinern.

Etwas anders sieht der Weg für den angehenden Gebietsarzt aus, als Beispiel wähle ich hier den Chirurgen. Als frischer Assistenzarzt einer chirurgischen Abteilung wird er zunächst „mitgeschleift" und meistens einem erfahreneren Arzt mit auf die Abteilung gegeben. In den Operationssälen besteht seine Hauptaufgabe in der Assistenz, das heißt im „Hakenhalten". Er lernt nun zunächst, die Krankheitsverläufe von der Aufnahme ins Krankenhaus bis zur Entlassung zu verfolgen und zu beurteilen. Nach und nach kommt er in der Ambulanz an praktische Tätigkeiten heran, etwa an das Nähen von Wunden, das Versorgen von einfacheren Knochenbrüchen. Die dazu notwendige Diagnostik, wie die Röntgenuntersuchung des Skelettsystems, erlernt er hier in kleinen Schritten. Mit zunehmender Erfahrung als Assistenzarzt führt er schließlich selbst unter Anleitung Operationen aus, wobei ihm selbstverständlich immer ein erfahrener Kollege auf die Finger sieht. Nur so kann er praktische Fähigkeiten erwerben. Mit wachsender Routine in der Versorgung der kleinen Verletzungen und der Diagnostik schwieriger Krankheitsbilder wird er schließlich die ersten Nachtbereitschaften durchführen. Dieses „Freischwimmen" ist für jeden jungen Mediziner ein Ereignis, das mit gemischten Gefühlen aufgenommen wird. Da steht er nun alleine der Situation gegenüber, muß sich entscheiden. Er muß nicht nur entscheiden, welche Diagnose vorliegt, sondern auch: „Kann ich das selber behandeln, oder gehe ich ans Telefon und rufe den Oberarzt?" Hier gibt es kein „Jein". Dieses Trainieren der Entscheidungsfähigkeit ist für das weitere berufliche Fortkommen von ausschlaggebender Bedeutung. Gerade in der Chirurgie sind viele Entscheidungen zu treffen. Ein Patient hat entweder „einen Blinddarm" oder er hat eben keinen, wie eine Frau auch nicht ein „bißchen schwanger" sein kann.

So wird man schließlich „Arzt für Chirurgie", wenn man nicht nur die sechs Jahre ärztliche Tätigkeit in diesem Gebiet nachweisen kann, sondern auch eine genau festgelegte Minimalzahl an selbst durchgeführten Operationen. Damit ist sichergestellt, daß man nicht durch sechs Jahre Zuschauen und Hakenhalten den Titel eines Chirurgen erringen kann.

Was kommt danach? An großen Krankenhäusern kann man als erfahrener Assistent mit Fachbezeichnung tätig bleiben. Bei den meisten Krankenhäusern erlischt aber mit Abschluß der Weiterbildung der Arbeitsvertrag. Man hat jetzt das Zeug, sich um eine Oberarztstelle zu bewerben, für die immer der Gebietstitel erforderlich ist. Je größer das Krankenhaus ist, in dem man seine Weiterbildung abgeschlossen hat, desto besser sind die Aussichten, eine Oberarztstelle an einem größeren Haus zu bekommen.

Welche Aufgaben hat nun ein Oberarzt? Er muß in der Lage sein, seinen Chef in allen Aufgaben zu vertreten. Er muß also sämtliche anfallenden Entscheidungen und Operationen ausführen können. Er absolviert nicht mehr den normalen Nachtbereitschaftsdienst der Assistenten, sondern bleibt abrufbereit im Krankenhaus oder auch zu Hause, um einzuspringen, wenn die Assistenten nicht mehr weiterwissen oder nachts operiert werden muß. Er führt nicht mehr selbst die Aufnahmeuntersuchung neuer Patienten durch, sondern bekommt die Patienten bei den jeweiligen Visiten vorgestellt, so daß er von vielen Routinevorgängen des Krankenhausbetriebes befreit ist.

Man kann durchaus sein Leben lang Oberarzt bleiben, in einem gut funktionierenden Team ist das unter Umständen attraktiv. Allerdings darf man dabei nicht vergessen, daß dies immer Arbeit in abhängiger Position bedeutet. So wächst nach etlichen Jahren Oberarzttätigkeit in den meisten Ärzten der Wunsch nach mehr Eigenverantwortlichkeit und Selbständigkeit, damit nach einer Chefarztstelle.

Der Weg in die Abhängigkeit

Wie wird man nun Chefarzt? Hier tut sich eine wundersame Welt der Überraschungen auf! Als potentieller Assistenzarzt oder Oberarzt wird man bei seiner Bewerbung von einem Chefarzt beurteilt und gegebenenfalls eingestellt. Man tritt also einem erfahrenen Fachmann gegenüber, der einen hinsichtlich seiner fachlichen wie menschlichen Fähigkeiten taxiert und entsprechend entscheidet.

Wer sich mit dieser Vorstellung auf den Weg der Bewerbung um eine Chefarztstelle macht, erlebt eine böse Überraschung.

Die Bewerbung um eine Chefarztstelle erfolgt nämlich nicht bei einer höher qualifizierten fachlichen Instanz, sondern bei dem jeweiligen Krankenhausträger. Der Krankenhausträger, also der Krankenhauseigner, ist meist eine Institution, zum Beispiel ein Bundesland, ein Landkreis, eine kirchliche Organisation (Caritasverband etc.), ein kirchlicher Orden, eine Kirchengemeinde, eine Organisation wie das Deutsche Rote Kreuz oder aber auch eine freie GmbH. Hinter diesen anonymen Organisationen stehen aber Personen, die letztlich die Entscheidung treffen. Nehmen wir hier einmal als Beispiel ein Kreiskrankenhaus: Der Bewerber um die Chefarztstelle sendet seine Bewerbungsunterlagen an den entsprechenden Landkreis und wird dann zu einem Vorstellungsgespräch vor den Kreistag oder einen Kreistagsausschuß geladen. Da steht nun der Bewerber nicht etwa vor Fachkollegen, sondern vor einer bunten Mischung des Bevölkerungsquerschnittes. Spätestens jetzt wird er merken, daß es bei seiner Bewerbung nicht nur auf sein ärztliches Fachkönnen ankommt. Hier sind plötzlich seine Art des Auftretens, seine rhetorische Gewandtheit, seine persönlichen und familiären Verhältnisse, unter Umständen auch sein Parteibuch von ausschlaggebender Bedeutung. Bei einer kirchlichen Organisation wiederum sind die Kirchenzugehörigkeit und insbesondere die familiären Verhältnisse (schlechte Karten für Geschiedene!) mit von Bedeutung. Welche Rolle schließlich persönliche Beziehungen bei derartigen Bewerbungen spielen, kann man sich ganz gut ausmalen. Als einziger fachlicher Anhaltspunkt liegen die Zeugnisse vor, auf die man sich bekanntlich wenig verlassen kann. Manch ein Oberarzt wurde schon aus seiner Stellung „weggelobt", um ihn loszuwerden. Mit diesen „Lobeshymnen" kann man unter Umständen durchaus attraktive Chefarztstellen erringen.

Neben der Absicht der Krankenhausträger, einen guten Fachmann zum Chefarzt zu machen, spielen noch ganz andere Dinge bei der Auswahl eine wesentliche Rolle. Hier ist insbesondere die „Werbeträchtigkeit" zu berücksichtigen. Selbst winzige Krankenhäuser wünschen sich heute einen Chefarzt mit Professorentitel. Diesen bekommt man aber nicht durch ausgeprägte fachliche Qualitäten in der täglichen Krankenhausroutine, sondern durch wissenschaftliche Arbeit, die zu einem Großteil Schreibtischtätigkeit ist. Wer viel wissenschaftlich gearbeitet hat (dies geht meist nur in Universitätskliniken und großen Krankenhäusern) und fleißig in der Fachpresse publiziert hat, wird unter günstigen Voraussetzungen einen Professorentitel ergattern können. Ist nun unter den Bewerbern ein Professor, werden andere Mitbewerber mit weitaus prößerer praktischer Erfahrung das Nachsehen haben. Die Folgen dieser Entwicklung können wir in der Tagespresse verfolgen, wo sehr oft berichtet wird, daß Chefärzte noch in der Probezeit wieder gehen mußten. In den meisten Fällen waren dies Habilitierte, die von Universitätskliniken gekommen waren. Im Bewußtsein der Öffentlichkeit scheint der Professorentitel, der ja nichts anderes ist als die Bescheinigung einer Lehrfähigkeit, größere fachliche und praktische Qualifikationen zu bedeuten. Dies ist aber nicht notwendigerweise der Fall.

Will also ein Gebietsarzt irgendwann einmal Chefarzt werden, muß er sich schon „von Kindesbeinen an" bemühen, wissenschaftlich tätig zu werden, um möglicherweise die begehrte Habilitation zu erlangen. Der für die Habilitation erforderliche Zeit- und Arbeitsaufwand geht natürlich der praktischen Tätigkeit ab. Es ist bedauerlich, mitansehen zu müssen, wie viele sehr gut qualifizierte Fachleute mit einem Vielfachen an praktischer Routine und Entscheidungssicherheit heute keine Chance haben gegen die habilitierten Schreibtischtäter von den Universitätskliniken.

Zwischen allen Stühlen: der Chefarzt

Der Sprung sei geglückt, die Chefarztstelle ist erreicht. Kann er jetzt also endlich selbständig, eigenverantwortlich arbeiten und seine Fähigkeiten unter Beweis stellen? Der neue Chefarzt wird bemüht sein, möglichst optimale Leistung zu bringen und diese auch von seinen Mitarbeitern fordern. Unterstellen wir ihm hervorragende fachliche Fähigkeiten, so wird sich das sicher positiv in seiner täglichen Arbeit niederschlagen. Aber jetzt ist er in einer neuen Abhängigkeit, die die meisten vorher nicht genügend zur Kenntnis nehmen: die Abhängigkeit vom Krankenhausträger.

Ein Krankenhausträger mißt die Qualifikation seines Chefarztes nicht an den schwierigen Fällen, die er für die Patienten zur Zufriedenheit gelöst hat, oder an den komplizierten Eingriffen, die Menschenleben gerettet haben, sondern nur an der „Belegung". Stehen also einem Chefarzt beispielsweise 70 Betten zur Verfügung, so erwartet die Verwaltung von ihm, daß diese möglichst ständig belegt sind.

Ein Krankenhaus lebt nicht von spektakulären Eingriffen und großen medizinischen Leistungen, sondern schlicht und einfach vom eingenommenen Geld, dem „Tagessatz". Nach dem Krankenhausfinanzierungsgesetz zahlen die Krankenkassen pro Tag und Patient einen bestimmten gleichbleibenden Betrag an das Krankenhaus. Dies hat extreme wirtschaftliche Folgen. Eine Gehirnerschütterung, vom medizinischen Standpunkt eine Kleinigkeit, bringt dem Krankenhaus wesentlich mehr Gewinn, da für diesen Patienten kaum kostenintensive Medikamente und Betreuung erforderlich sind, als ein schwieriger Fall, der neben komplizierten technischen Aufwendungen im Operationssaal und insbesondere in der Intensivstation auch noch erhebliche Medikamentenkosten verursacht. Hat ein Chirurg auch noch den Stolz, eine bestimmte Operation technisch so geschickt und perfekt auszuführen, daß der Patient bereits nach kurzer Zeit das Krankenhaus wieder verlassen und ambulant nachbehandelt werden kann, so ist der Grundstein zur kriegerischen Auseinandersetzung mit der Krankenhausverwaltung gelegt. Dabei wäre dieses Verhalten für die Krankenkassen und damit für uns alle eine ideale Möglichkeit, Kosten einzusparen. Gute, technisch perfekte Therapie bei kurzzeitiger Krankenhausbehandlung und anschließend ambulanter Nachbehandlung dient dem Patienten, schont den Etat der Krankenkassen und Versicherungen und kommt damit der gesamten Volkswirtschaft, also jedem von uns, zugute.

Sehr schnell wird der Träger dem Chefarzt klarmachen, daß auch sein Gehalt von der Zahl der belegten Betten abhängt. Damit dürfte in den meisten Fällen die Entscheidung für die künftige Behandlungsstrategie gefallen sein! Natürlich kann man einen am Blinddarm operierten Patienten nicht vier Wochen im Krankenhaus behalten, denn bei entsprechender Überschreitung der üblichen Liegezeit melden sich die Krankenkassen. Somit sitzt der Chefarzt zwischen zwei Stühlen: Einerseits muß er die Interessen der Allgemeinheit und der Krankenkassen berücksichtigen, andererseits die des Krankenhausträgers und damit seines Brötchengebers. Von der erhofften großen Freiheit bleibt da manchmal nur ein kleines Quentchen übrig.

Alle paar Jahre erscheinen die Vertreter der Krankenkassen im Krankenhaus, um dann den Tagessatz auszuhandeln, den die Krankenkasse pro Liegetag an das Krankenhaus bezahlt. Hierbei muß das Krankenhaus den Kassen seine wirtschaftliche Arbeitsweise nachweisen, das heißt auch darüber Rechenschaft ablegen, wieviel Personal für welchen Zweck eingestellt wurde usw.

Bei diesen Pflegesatzverhandlungen kommt es zum Teil zu grotesken Ergebnissen. Einem großen Krankenhaus meines Landkreises wurden zwei Schreibkräfte nicht anerkannt. Das veranlaßte die Krankenhausverwaltung dazu, diese Stellen zu reduzieren. Der Effekt: Nachdem die Patienten aus dem Krankenhaus entlassen werden, vergehen oft sechs bis acht Wochen, bis der Arztbrief mit den gesamten Untersuchungsergebnissen den Hausarzt erreicht und dies, obwohl er bereits kurz nach der Entlassung diktiert wurde. Weil die Ergebnisse aus dem Krankenhaus nicht rechtzeitig vorliegen, müssen oft medizinische Labor- oder sonstige Untersuchungen wiederholt werden. Diese schlagen den Krankenkassen natürlich voll zu Buche. Fazit: Ein paar Mark, die bei den Schreibkräften eines großen Krankenhauses eingespart wurden, lösen eine ungeheure Kostenlawine aus durch eigentlich unnötige Wiederholungsuntersuchungen! Ist das nicht ein klassischer Schildbürgerstreich? Und dies ist sicher kein Einzelfall.

Das engstirnig wirtschaftliche Denken ist nicht nur Schuld an psychisch aufreibenden und verzehrenden Auseinandersetzungen zwischen Ärzten, Krankenhausverwaltung und Krankenkassen, sondern nimmt auch einfach die Freude am Beruf.

Es nimmt nicht Wunder, daß mancher hochqualifizierte Arzt angesichts dieser Zustände nach Alternativen sucht. Doch was ist ein Chirurg ohne Operationssaal, ein Internist ohne Intensivstation, ein Gynäkologe ohne Kreißsaal? Man kann sich als Gutachter bei Versicherungsgesellschaften verdingen, als Amtsarzt in die Gesundheitsämter gehen, als Gutachter für die Rentenversicherungsträger tätig werden oder – man sucht den Weg in die eigene Praxis.

5. Der Kassenarzt, Arzt in „freier" Praxis?

Der niedergelassene Arzt ist heute fast immer Kassenarzt. Bei einer Absicherung von über 95 Prozent der Bevölkerung durch die Krankenkassen ist dies wirtschaftlich kaum anders möglich. Die Niederlassung als Kassenarzt ist an die Genehmigung der jeweiligen Kassenärztlichen Vereinigung geknüpft. Der Arzt kann entsprechend seiner Spezialisierung die Zulassung beantragen und sich dann in seinem Fachgebiet als Kassenarzt niederlassen. Da, wie schon in der Einleitung geschildert, die Weiterbildung zum Gebietsarzt die Beschränkung auf ein Fachgebiet ist, darf der als „Facharzt" niedergelassene Arzt auch nur die Krankheiten seines Fachgebietes behandeln. Diesen Gebietsärzten steht der Allgemeinarzt gegenüber, der die gesamte medizinische Erstversorgung und Grundversorgung abzudecken hat. Am Beispiel des Allgemeinarztes möchte ich die Situation des Kassenarztes schildern.

Vom Idealismus zum Dienstleistungsbetrieb

„Keine Spur des Idealismus von damals, eher distanzierte Karriereplanung und kalkulierte Gefühlswelten. Was war passiert?" So in dem bereits zitierten Brief des frischgebackenen Mediziners Wolfgang Rühle (33). In der Tat gehen viele Medizinstudenten trotz Numerus clausus und auch einigen pragmatischen Motiven mit einer großen Portion Idealismus in ihr Studium. Die Vorbildfunktion eines Albert Schweitzers oder auch des eigenen Hausarztes aus der Kinder- und Jugendzeit ist immer eine große Triebkraft gewesen. In keinem anderen Beruf scheint es möglich zu sein, so direkt und unmittelbar Wissen und Können zum Nutzen des Nächsten einzusetzen. Hierfür lohnt es sich durchaus, sich unter beträchtlichem Aufwand eine Menge von Wissen und Können anzueignen, um allen Anforderungen schließlich gerecht zu werden. Hierbei denken viele in erster Linie an die Notfallmedizin, wo im richtigen Moment das Richtige zu tun durchaus lebensrettend sein kann. Auch die klischeehafte Idealisierung des Arztbildes kann eine unterbewußte Triebfeder sein.

Der niedergelassene Allgemeinarzt hat in der Regel eine mehrjährige Weiterbildung in Krankenhäusern hinter sich. Er hat sich Diagnostik und Therapie verschiedener Fachgebiete angeeignet, durch die er weitgehend selbständig, ohne Hilfe von Spezialisten auskommt. Für den Sprung in die Praxis gibt es zwei Alternativen: erstens die Neugründung einer Praxis, verbunden mit der Niederlassung als Kassenarzt, oder aber die Übernahme einer bereits bestehenden Kassenpraxis von einem Kollegen, der sich zur Ruhe setzen möchte.

Der neu niedergelassene Arzt erwartet nun am Tage X seinen ersten Patienten. Ausgerüstet mit den theoretischen Kenntnissen des Medizinstudiums und mit den praktischen Erfahrungen mehrjähriger klinischer Tätigkeit, wird er versuchen, seinen Patienten optimal zu behandeln. Die neue Eigenverantwortlichkeit ist eine äußerst beflügelnde Erfahrung, die bei idealistischer Grundeinstellung und persönlichem Engagement eine ungeheure Leistungsbereitschaft hervorbringen kann. Diese Basismedizin, die sich um die großen und kleinen Probleme, Krankheiten und Sorgen des Patienten kümmert, ist eigentlich die Idealform des Arzttums. Die Kombination von fachlicher Qualifikation und persönlichem Einsatz vermag Hervorragendes zu vollbringen.

Sehr schnell jedoch merkt der Neuling, daß seine Tätigkeit im Krankenhaus nur einen kleinen Teil dessen abgedeckt hat, was jetzt auf ihn zukommt. Im Krankenhaus hat er nur gesehen, was die niedergelassenen Ärzte zur Behandlung eingewiesen hatten. Mit den Krankheiten und Beschwerden der großen Zahl der Nicht-Eingewiesenen hat er kaum Kontakt gehabt. Auch die Krankheits-Endstadien, mit denen Patienten als hoffnungslose Fälle oder Sterbende nach Hause entlassen werden, hat er im Krankenhaus nicht erleben können.

Eine Fülle neuer Informationen über seine Patienten strömt nun auf den Arzt ein: Familie, soziales Umfeld, berufliche Tätigkeit, Lebensweise, Engagement in Vereinen und Politik usw. ergeben ganz neue Gesamteindrücke. Viele Sorgen und Nöte werden an ihn herangetragen, von denen er weder im Studium noch in seiner klinischen Tätigkeit je etwas mitbekommen hat. Symptome und Beschwerden tauchen auf, die sich in kein definiertes Krankheitsbild der Schulmedizin einordnen lassen. Zwangsläufig kommt auch der Kontakt mit Patienten, die Erfahrungen mit Außenseiter-Methoden gemacht haben und freimütig darüber berichten, wenn sie genügend Vertrauen zu ihrem Arzt haben.

Manche im Krankenhaus erlernte Therapie erscheint unvollständig oder insgesamt fragwürdig. Schnell fühlt man sich an einen Spruch von Voltaire erinnert: „Ärzte geben Medikamente, von denen sie wenig wissen, in Menschenleiber, von denen sie noch weniger wissen, um Krankheiten zu kurieren, von denen sie überhaupt nichts wissen!"

Ein Mehr an Wissen und Erfahrung bringt neben neuen Antworten vor allem eine Fülle neuer Fragen. In vielen Fällen könnte man es sich leicht machen, dem Patienten sagen, das Problem würde außerhalb des eigenen Fachgebietes liegen, und ihn zum Facharzt für dies oder jenes überweisen. Will man aber wirklich helfen und heilend eingreifen, muß man bereit sein, dazuzulernen. Hippokrates hat einmal gesagt: „Zum Heilen befähigt sind nur Menschen, denen nicht ihre eigene Ausbildung hindernd im Wege steht." Gerade für die Fälle der Psychosomatik trifft dies zu. Mangels Ausbildung und Training im Studium muß sich der Arzt hier durch Eigeninitiative das nötige Wissen aneignen. Es ist dabei gar nicht so einfach, die bekannten Bahnen zu verlassen und selbstkritisch Korrekturen am eigenen Verhalten vorzunehmen. Ohne fremde Hilfe ist dies schwer möglich, und so fordert Professor Thure von Uexküll eine entsprechende psychosomatische und psychoanalytische Weiterbildung für alle Allgemeinärzte (42).

Nach meiner Niederlassung war es insbesondere die große Zahl orthopädischer Krankheitsbilder in der täglichen Arbeit und deren unbefriedigende und ineffektive Symptomtherapie mit Analgetika, die mein Weiterbildungsstreben angestachelt hat. Durch Anwendung chirotherapeutischer Techniken und insbesondere durch intensive Patientenaufklärung zur Vorbeugung entsprechender Schäden ist es mir gelungen, einem großen Teil dieser Patienten helfen zu können. Über beide Methoden wurde im Studium kein Wort verloren!

Hoheitliche Aufgaben – die ungeliebte Zugabe

Mit der Tätigkeit in der Kassenpraxis sind auch Funktionen verbunden, die die rein medizinische Behandlung überschreiten. Der Arzt ist der Krankenkasse verpflichtet und somit der Gesamtheit aller Versicherten, über deren Geld diese ja verfügt. Es sind dem Arzt quasi hoheitliche Aufgaben übertragen, wie zum Beispiel die Begutachtung einer Arbeitsunfähigkeit, die Einleitung eines Rentenverfahrens oder die Beantragung einer Kur. Hierbei wird schnell augenfällig, daß ein großer Teil der Patienten den Arzt gar nicht aufsucht, um von einer Krankheit geheilt zu werden oder sich beraten zu lassen, sondern vor allem um eine Krankschreibung, eine Kur oder ähnliches zu erhalten. Dem Arzt wird somit schnell deutlich, daß er unfreiwillig zusätzlich die Rolle des Verteilers von Segnungen unseres Sozialstaates übernommen hat. Konflikte lassen sich hier nicht vermeiden. Einerseits hat er die Verantwortung für seinen Patienten und wird versuchen, für ihn das Bestmögliche zu erreichen. Andererseits befindet er sich in ständiger Verantwortung gegenüber der Versichertengemeinschaft und damit schließlich gegenüber uns allen. Bei seinen Entscheidungen ist er einzig seinem Wissen und Gewissen verantwortlich, und ein Sachverhalt kann vom Patienten durchaus gänzlich anders bewertet werden als von ihm selbst.

Natürlich hat der Arzt gegenüber seinem Patienten den Vorteil des Wissenden, da auch dem bestgebildeten Laien tiefere Einblicke in die Zusammenhänge der Medizin nicht möglich sind. Die oberflächliche oder Halbbildung durch unsere Massenmedien kann sich aber als Kristallisationskeim eines Konfliktes zwischen Arzt und Patient auswirken. Da Wissen und Gewissen recht dehnbare Begriffe sind, sind zwei entgegengesetzte Haltungen beim Arzt möglich. Der eine hält sich streng an sein Wissen und an die Verantwortung für die Versichertengemeinschaft. Er ist damit darauf bedacht, wirtschaftlich in diesem Sinne zu arbeiten, und wird nicht schnell krankschreiben, sondern nur im absolut notwendigen Bereich. Der andere Arzt kommt seinen Patienten entgegen, bewertet deren Interessen höher, schreibt schneller und länger krank und stellt unter Umständen Wunschrezepte aus oder ähnliches.

Beide Extreme sind sicherlich möglich und auch real gegeben, in der ganzen Bandbreite dazwischen verteilt sich die Ärzteschaft. Der in den Augen des Patienten „harte" Arzt wird sicherlich auf Grund seiner Verhaltensweise den einen oder anderen Patienten verlieren. Dies kann soweit gehen, daß er seine wirtschaftliche Existenz gefährdet. Der sehr entgegenkommende Arzt wird schnell merken, daß bei gewissen Patienten das Reichen des kleinen Fingers den ganzen Arm gefährdet. Die Erfüllung einer ungerechtfertigten Forderung zieht eine Fülle neuer Forderungen nach sich. Sehr schnell gerät also der Arzt in die Zwickmühle zwischen Ethik und Profit, denn er lebt ja schließlich von seinen Patienten.

Zwischen Ethik und Profit – der Punktekampf

Der Kassenpatient legt dem Arzt seinen Krankenschein vor, auf dem dieser alle durchgeführten therapeutischen und diagnostischen Tätigkeiten vermerkt. Nach einem bestimmten Punktesystem erhält er hierfür sein Honorar. Die Honorarverteilung nimmt die Kassenärztliche Vereinigung vor, die die Krankenscheine auswertet. Zur Zeit (1989) zahlen die Krankenversicherungen einen Festbetrag pro Patient an die Kassenärztlichen Vereinigungen. Diese verteilen dann die Gesamtsumme nach dem Punkteschlüsselsystem an die Ärzte.

Dieses System führt zu einem Konkurrenzkampf unter den Ärzten. Jeder versucht, möglichst viele Punkte abzurechnen. Je mehr Ärzte das tun, desto höher wird die Gesamtpunktzahl. Da die Geldsumme gleichbleibt, senkt sich hierdurch der Punktwert oder, auf gut deutsch: je mehr abgerechnet wird, desto schlechter die Bezahlung pro abgerechneter Leistung. Die Konkurrenzsituation in der Ärzteschaft wird noch dadurch verschärft, daß die Zahl der Ärzte sprunghaft ansteigt. Zur Zeit werden ungefähr 6000 Mediziner pro Jahr mehr ausgebildet als benötigt.

Mit der Zeit merkt jeder Arzt anhand seiner Abrechnungen, daß er mit schneller, sicherer und präziser Diagnostik und Therapie unter Umständen sehr viel weniger verdient als Kollegen, die den großen diagnostischen „Rundumschlag" betreiben. Man kann im Interesse des Patienten versuchen, schon bei der ersten Arzt/Patient-Begegnung möglichst viel an Effekt zu erzielen.

Man kann ihn aber auch drei- oder viermal wieder einbestellen, was wirtschaftlich sicherlich deutlich positiver zu Buche schlägt! Für den Patienten ist dieses Spiel in den wenigsten Fällen zu durchschauen. Ist die Diagnose erst einmal gestellt, ergibt sich die Therapie nach den Richtlinien der modernen Medizin fast zwangsläufig.

Es ist im höchsten Grade paradox und auffällig, daß bei zunehmender Zahl an Ärzten, insbesondere niedergelassenen Gebietsärzten, und bei ausgefeilter, technologisch hochqualifizierter Diagnostik nicht etwa die Gesundheit der Bevölkerung zugenommen hat, sondern statt dessen die Zahl der diagnostizierten Erkrankungen. Die jährlichen Gesamtaufwendungen für die Gesundheit sind von 70 Milliarden 1970 auf 200 Milliarden 1980 und 240 Milliarden 1986 angestiegen. Hierbei ist zu berücksichtigen, daß nur 20 Prozent für die Therapie ausgegeben werden. In den USA ist bereits heute das Gesundheitswesen der zweitgrößte Industriezweig. Der Verbraucher-Anwalt Ralph Nader hat das einmal drastisch formuliert: „Jeder Autounfall läßt das Bruttosozialprodukt steigen!" (Nader 27)

Gerade im Bereich der Diagnostik ist es in den letzten Jahren zu einer erheblichen Kosteneskalation gekommen. Nehmen wir ein einfaches Beispiel: Eine Patientin erwacht morgens mit starkem Harndrang und Ziehen im Unterleib. Beim Wasserlassen verspürt sie ein starkes Brennen und sucht deshalb am selben Tag ihren Arzt auf. Ein kurzes Abtasten des Bauches, eine Untersuchung des Urins, die kaum mehr als zehn Minuten dauert, und die Diagnose ist gestellt: Blasenentzündung, also viel trinken und eventuell für einige Tage ein Antibiotikum. Falls dann noch Beschwerden vorliegen, folgt eine erneute Urinuntersuchung, falls nicht, ist die Sache damit erledigt. So in dem einen Fall. Jetzt die Alternative: kurzes Abtasten des Bauches, Erklärung, daß die Ursache eine Entzündung der Blase oder der Nieren sein könnte. Es erfolgt dann zunächst eine Ultraschalluntersuchung von Blase und Nieren, und da man schon mal dabei ist, auch gleich der anderen Bauchorgane Leber, Galle usw. Anschließend wird zweifach der Urin untersucht, indem eine typische Untersuchung unter dem Mikroskop erfolgt und eine Bakterienbrutplatte mit dem Urin beimpft wird. Die Patientin erhält die Erklärung, daß für ihre Entzündung sicherlich Bakterien ursächlich verantwortlich seien und man genau feststellen müsse, welche Art von Bakterien die Entzündung verursacht hat. Sie bekommt zunächst ein Medikament mit der Auflage, nach zwei Tagen wieder zur Kontrolle zu erscheinen, bis dahin sei die Brutplatte ausgewertet. Zwei Tage später Kontrolle des Urins und die Information, daß das gewählte Antibiotikum für die gefundenen Bakterien durchaus ausreichend sei. Unter Umständen erfolgt dann noch eine Überweisung zum Urologen, der vielleicht die Nieren noch einmal röntgt und mit großer Wahrscheinlichkeit eine Blasenspiegelung vornehmen wird. Einer Frau kann zusätzlich die Überweisung zum Gynäkologen blühen, da eine Gebärmuttersenkung für das Entstehen einer Blasenentzündung mitverantwortlich sein könnte. Dann hätten schließlich drei Ärzte an einer einfachen Blasenentzündung gut verdient, die Patientin hat dafür unter Umständen bei großem zeitlichem Aufwand zum Teil recht unangenehme Untersuchungen über sich ergehen lassen müssen.

Dieses Beispiel ist nicht an den Haaren herbeigezogen, sondern ein Fall, der vergleichbar täglich vorkommt. Hier sieht man deutlich, daß bei gleicher Krankheit nur mit Ausdehnung der Diagnostik erhöhter Profit zu erzielen ist. Haben die Ärzte früher mit Reflexhammer, Stethoskop und Fieberthermometer diagnostiziert, so tun sie dies heute mit EKG (Elektrokardiogramm), Belastungs-EKG, vielleicht Langzeit-EKG, Ultraschall, Lungenfunktionsmessung, Gastroskopie und anderem mehr.

Die Kassenärztlichen Vereinigungen sollen kontrollierend eingreifen, damit kein Mißbrauch getrieben wird. Die Basis der Kontrolle ist aber bisher nicht der einzelne Krankheitsfall, sondern der Durchschnitt der abgerechneten Leistungen pro niedergelassenem Kollegen. Hierzu ein Beispiel: Mache ich bei hundert Patienten 50 EKGs, aber der Schnitt der Kollegen bei hundert Patienten bei neun EKGs liegt, werde ich sicherlich Schwierigkeiten bekommen. Unter Umständen werde ich mit einer Regreßzahlung an die Kassenärztliche Vereinigung zur Rechenschaft gezogen. Macht aber die Mehrheit der Kollegen bei hundert Patienten ebenfalls in fünfzig Fällen ein EKG, so passiert dem einzelnen nichts. So etwas spricht sich schnell herum, und da jeder sein Stück vom Kuchen retten will, ist die Versuchung, eine aufwendigere Diagnostik durchzuführen, sehr ausgeprägt.

Erstaunlicherweise widerspricht das scheinbar nicht den Interessen der Patienten. Je mehr man mit ihnen macht, um so besser fühlen sie sich versorgt. Hinzu kommt, daß durch die Pseudobildung der Massenmedien Patienten immer wieder mit dem Wunsch nach bestimmten Leistungen an ihren Arzt herantreten. Wie oft höre ich die Bitte: „Könnten wir nicht mal wieder ein EKG machen?", obwohl in dem speziellen Krankheitsfall das EKG keinerlei Aussagekraft hat! Genauso deutlich wird der Wunsch nach Laboruntersuchungen, Ultraschalluntersuchungen usw. vorgebracht.

Nun könnte man ja verlangen, daß der Arzt mit Ruhe und Geduld auf Grund seines fachlichen Wissens dem Patienten entsprechende Wünsche ausredet. Aber das kostet Zeit und bringt nichts ein! Man darf auch die psychologische Wirkung des apparativen Aufwandes am Patienten nicht außer acht lassen. Ich denke hier an einen besonders krassen Fall: Ein etwa 45jähriger Bergmann war zur Kur in einer Knappschaftskurklinik. Im Rahmen der Aufnahmeuntersuchung wurde auch ein EKG durchgeführt, das völlig unauffällig war. Nur einige Tage später trat der Bergmann an seine Stationsärztin mit folgender Bitte heran: „Ach Frau Doktor, könnten wir nicht nochmal ein EKG machen, das hat mir so gut getan!"

Flickschuster der Zivilisation

Der junge Arzt mit dem Idealismus eines Menschenretters wird zwangsweise einen Schnelldurchgang durch die Entwicklung unserer Medizin der letzten hundert Jahre machen:

War noch vor hundert Jahren die Medizin eine absolute Notfallmedizin von wenigen Ärzten, die nur schwer und im äußersten Fall erreichbar waren, so hat sich mit der wirtschaftlichen Entwicklung die Medizin zur „Notfall-Vorbeuge-Medizin" weiterentwickelt. Der Notfall wurde seltener, der Herzinfarkt oder Schlaganfall war nur noch selten der erste Arzt/Patienten-Kontakt. Eine gute Diagnostik erfaßte die Vorstufen wie Bluthochdruck, Übergewicht, Herzrhythmusstörungen usw., und auch heute noch besteht der Sinn der Behandlung dieser chronischen Krankheiten darin, möglichst dem Notfall vorzubeugen.

Wir sind inzwischen bei einer „Versicherungs- und Versorgungsmedizin" angekommen, die nicht nur schwerwiegende und chronische Krankheiten behandelt, sondern alle möglichen Wehwehle und Befindlichkeitsstörungen versorgt und betüdelt. „Die Medizin hat nicht mehr vor dem Tode zu retten, sondern die Lebensqualität zu steigern." (Schäfer 35)

Der Aberglaube, die Medizin könne heute alles vollbringen, kombiniert mit der Reparaturmentalität der Patienten und dem Anspruch auf eine optimale medizinische Betreuung auf Grund ihrer Kassenbeiträge, führt zu einer recht hohen Zahl von Arztbesuchen, insbesondere bei älteren Patienten. Die typischen Zivilisationskrankheiten wie Bluthochdruck, Zuckerkrankheit, Gelenkverschleiß durch Übergewicht usw. führen nicht etwa zu einer Änderung des Verhaltens, sondern eben zu mehr Arztbesuchen. Von Vorbeuge redet niemand, bestenfalls von Vorsorgeuntersuchungen, und die haben lediglich eine Früherkennung von Krankheiten zum Ziel. Ich komme noch ausführlich darauf zu sprechen.

So ist der Arzt mit dem Ideal des Menschenretters auf dem besten Wege, bei seiner Tätigkeit zum Dienstleistungsbetrieb und Konsumgut zu degenerieren. Als „Flickschuster der Zivilisation" (Schlemmer 36) kämpft er täglich einen Sisyphuskampf. Der Glaube der Patienten an die Allmacht der Pillen läßt die Alternative, durch Veränderung des Verhaltens und der Lebensweise der Krankheit entgegenzuwirken, als dornigen Weg und schlechte Alternative erscheinen. So ist letztendlich der gute Rat des Arztes weniger gefragt als das Rezept und damit der Griff in die Wunderkiste der Pharmazie.

6. Das Facharzt-(Un-)Wesen

„Die wachsende Abhängigkeit der Gesundheitsfürsorge von komplizierter Technologie hat den Trend zur Spezialisierung verstärkt und die Neigung des Arztes gefördert, sich nur um einzelne Teile des Körpers zu kümmern und die Beschäftigung mit der ganzen Person des Patienten zu vergessen."(Capra 4)

Die kassenärztliche Grundversorgung der Bevölkerung ist nicht mehr nur an den Allgemeinarzt oder praktischen Arzt gebunden. Bereits während des Medizinstudiums findet bei den Studenten ein deutlicher Interessenswandel statt, weg vom Ziel, als Allgemeinarzt tätig zu werden, hin zur Spezialisierung auf ein Fachgebiet. Die hohe Zahl von Absolventen einer Fachweiterbildung steht in Kontrast zu wenigen offenen Oberarzt- und Chefarztstellen, so daß als Alternative zunehmend die Niederlassung als Gebietsarzt in Frage kommt. Die letzten dreißig Jahre haben nun zu einer gewaltigen Verschiebung bei den niedergelassenen Ärzten geführt. Heute sind bereits mehr Spezialisten niedergelassen als Allgemeinärzte. Zunächst gedacht als fachliche Unterstützung für den niedergelassenen Allgemeinmediziner, haben sich einige Fachgebiete heute fast verselbständigt.

Früher fand die fachärztliche Versorgung nur im Krankenhaus statt, wie das in einigen Staaten auch heute noch der Fall ist, zum Beispiel in England. Der Gebietsarzt wurde von den Allgemeinmedizinern nur zu Rate gezogen, wenn sich für ihn unlösbare diagnostische oder therapeutische Probleme ergaben. Die Gebietsärzte waren rar, und oft war mit der einmaligen Untersuchung und Therapieempfehlung an den Allgemeinarzt die fachärztliche Behandlung bereits abgeschlossen.

Die ungeheure Zunahme niedergelassener Gebietsärzte hat zu einer großen Veränderung des Tätigkeitsfeldes beigetragen. Früher war der praktische Arzt immer auch Geburtshelfer, er betrieb die gesamte kleine Chirurgie, kümmerte sich um schwierige internistische Fälle usw. Welcher Allgemeinmediziner sieht heute noch eine Geburt? Ja, wer führt überhaupt noch Schwangerschafts-Vorsorgeuntersuchungen durch? Es gibt insbesondere in großen Städten Allgemeinpraxen, in denen der Arzt höchst selten einmal ein Kind zu Gesicht bekommt, noch seltener vielleicht eine Frau vor dem vierzigsten Lebensjahr, und wenn, dann höchstens mit einem banalen grippalen Infekt. Der Arzt für Frauenheilkunde nimmt sich heute nicht mehr nur der speziellen, schwierigen Fragestellungen dieses Gebietes an, sondern ist auf dem besten Weg, ein Arzt für Frauen – und zwar für alle – zu werden. Das gleiche gilt für die Kinderärzte. In den großen Städten rennt man mit einer kleinen Platzwunde gleich zum Krankenhaus, mit dem verstauchten Knie zum Orthopäden, mit Halsschmerzen zum HNO-Arzt, mit der einfachen Bindehautentzündung zum Augenarzt und mit dem infizierten Insektenstich zum Hautarzt! Diese Entwicklung ist nicht sinnvoll, in einigen Fällen ist sie regelrecht gefährlich, in vielen Fällen sicherlich hauptverantwortlich für die explodierenden Kosten im Bereich der ambulanten Diagnostik.

„Das Spezialistentum ist die größte Gefahr für jede echte Heilkunst, die nur vom Ganzen her verstanden werden kann, entsprechend dem philosophischen Axiom, nach dem ‚das Ganze mehr ist als die Summe seiner Teile'." (Hunecke 16)

Im Kassenarztsystem kommt dem Allgemeinmediziner eine Filterfunktion zu. Er soll banale von schwerwiegenden Erkrankungen unterscheiden und entsprechende Behandlungen oder Überweisungen veranlassen. Erst auf seine Überweisung hin erhält der Patient das Recht, einen Gebietsarzt zur Untersuchung oder zur Behandlung zu konsultieren. So steht es auch heute noch im Kassenarztrecht.

Die Realität hat sich weit davon entfernt. Mit Abgabe des Krankenscheines an den Hausarzt glaubt sich der Patient auch im Recht, bei jeder beliebigen Gelegenheit den jeweiligen Gebietsarzt konsultieren zu dürfen. Rein rechtlich haben die niedergelassenen Allgemeinärzte die ideale Steuerungsfunktion für den Zugang zum Gebietsarzt inne. Was aber nun, wenn der Patient mit dem verstauchten Knie eine Überweisung zum Facharzt wünscht? Selbstverständlich kann man ihm erklären, daß bei dieser banalen Erkrankung der Facharzt nicht nötig sei, ob er es jedoch versteht, ist eine gänzlich andere Sache. Auch die strikte Verweigerung von Überweisungen kann zum wirtschaftlichen Selbstmord führen. Das andere Extrem ist die Praxis, die als Selbstbedienungsladen für Überweisungen fungiert. Nach dem Recht ist der Kassenarzt für die wirtschaftlichen Folgen seiner Überweisungstätigkeit verantwortlich, nur kann niemand dem Arzt vorschreiben, wann er seine eigenen Fähigkeiten als erschöpft ansieht und die Konsultation von Fachleuten für notwendig erachtet. Meist spielen sich die beiden Extreme auf ein Mittelmaß ein nach dem bewährten „do ut des" (lateinisch: Ich gebe, damit Du gibst).

Kein Allgemeinarzt kann diese Entwicklung begrüßen, denn bei zunehmender Abwanderung von Patienten mit bestimmten Krankheitsbildern zu Gebietsärzten, büßt er an Überblick ein. Wer keine Kinderkrankheiten mehr sieht, da die Mütter gleich den Kinderarzt konsultieren, wird unsicher, wenn er einmal damit konfrontiert wird. Vor allem ist dies dann überwiegend nachts und an Wochenenden der Fall, wenn die Gebietsärzte üblicherweise nicht zu erreichen sind. Es ist schon manchmal erschreckend, daß man Mütter über die Harmlosigkeit der Erkrankung ihrer Kinder aufklärt, sie aber der Diagnose nicht trauen und doch einen Facharzt aufsuchen. Dieser wird in den meisten Fällen die Harmlosigkeit genauso erkennen, aber zur Beruhigung der Mutter irgendein Medikament verordnen, das man dann beim nächsten Kontakt mit der Mutter triumphierend unter die Nase gehalten bekommt. Kollegialität? Nein, einfache Konkurrenz!

Fast nie „o.B." – Das Geschäft mit der Angst

Die Perversion dieser Entwicklung ist die moderne Gynäkologie. Zwei typische Gynäkologen: Der eine hat an einem kleinen Krankenhaus eine Belegabteilung und ist dort geburtshilflich und operativ intensiv tätig. Der andere führt weder operative Eingriffe noch Geburtshilfe durch.

Man sollte annehmen, daß bei ähnlicher Altersstruktur und gleicher Zahl von Patientinnen, die die skizzierten Ärzte aufsuchen, in etwa auch die gleiche Verteilung von Befunden auftritt. Dies ist jedoch bei weitem nicht der Fall. Während die Diagnostik des operativ tätigen Kollegen in sehr vielen Fällen einen

Normalbefund ergibt, die Patientin also gesund und nicht behandlungsbedürftig erscheint, ist dies bei dem anderen Kollegen nicht der Fall. Die überwiegende Zahl der Patientinnen, selbst derjenigen, die nur zur Vorsorge hingehen, erhält die Mitteilung eines auffälligen Befundes, der behandelt werden müsse und kontrollbedürftig sei. So wird in vielen Fällen eine Überweisung zur Mitbehandlung angefordert, die Patientinnen erhalten ein Rezept und werden zur Kontrolle erneut einbestellt. Dies interessanterweise jeweils im folgenden Quartal!

Die für den Laien undurchschaubare Medizin macht es dem Arzt verführerisch leicht, jeden kleinsten Befund, jeden kleinsten auffälligen Meßwert, der ohne jegliche klinische Bedeutung ist, zur Krankheit hochzustilisieren. Ein paar weiße Blutkörperchen befinden sich in jedem Urin, auch beim gesunden Menschen. Allein die Mitteilung, daß der Urin auffällig sei, läßt bei der Patientin Angst vor Erkrankung entstehen, eine Angst, die abhängig und gefügig macht.

Oft suchen die Patientinnen ihren Hausarzt wieder auf und berichten, der Gynäkologe habe gesagt, sie müßten noch zum Urologen, zum Internisten oder zum Orthopäden etc. Nun beginnt die mühevolle Arbeit der Aufklärung über die Harmlosigkeit ihrer Befunde, wobei man in vielen Fällen auf Unglauben stößt und letztendlich nachgibt und zähneknirschend entsprechende Überweisungen ausstellt.

Ist ein Patient erst einmal in den Überweisungs-Strudel geraten, kommt er schwerlich wieder raus. Von einem Facharzt in kollegialer Hilfe zum nächsten weiterüberwiesen, läuft ein großes Programm an Diagnostik ab, das unter Umständen sehr belastend, in seltenen Fällen gar gefährlich, immerhin aber sicherlich zeitraubend für den Patienten ist. „Der Berg kreißte und gebar eine Maus", so könnte man das Resultat eines solchen Ablaufes charakterisieren.

Der chronische Patient oder: Heilung bringt keinen Profit

Die Entdeckung einer Krankheit durch einen Arzt läßt diesen in den Augen des Patienten als gut und qualifiziert erscheinen. Somit ist der erste Schritt zum Aufbau eines Vertrauens- oder, besser gesagt, eines Abhängigkeitsverhältnisses getan. Jetzt kommt es nur noch darauf an, daß der Arzt es gut versteht, seine pathologischen Befunde zu hätscheln und zu pflegen, um diese Abhängigkeit auch auf Dauer wirtschaftlich ausnützen zu können. Es ist schon höchst interessant, daß mit steigender Arztdichte und damit mit kleineren Praxen nicht etwa die Gesundheit der Bevölkerung zugenommen hat, sondern die Zahl entdeckter Krankheiten. Etwas spitz formuliert kann man sagen: mehr Ärzte – mehr Kranke!

Ich möchte nicht soweit gehen, den Befunde hätschelnden Kollegen Böswilligkeit, Absicht oder reines wirtschaftliches Denken zu unterstellen. Viele dieser Verhaltensweisen haben sich sicher unterbewußt manifestiert, vielleicht glaubt der Arzt schon selber, daß ein paar weiße Blutkörperchen im Urin auf eine Blasenentzündung hinweisen! Die enge Beschränkung des Gesichtskreises auf ein kleines Fachgebiet wie die Gynäkologie, und dann noch unter Verzicht auf Tätigkeiten, die eigentlich ursprünglich das Fach ausmachen, nämlich die Geburtshilfe und die Behandlung gynäkologischer Erkrankungen schwereren Grades, lassen sicher leicht den Überblick verlieren. Dies wirkt sich insbesondere auf die gewichtende Entscheidung aus, was eine Erkrankung ist und was nicht.

Der Allgemeinmediziner, der von seinen Patientinnen zum überweisungsaussteller für den Gynäkologen degradiert wird, hat zwar den guten Überblick über die privaten, sozialen und familiären Verhältnisse, die der Gynäkologe nicht haben kann, jedoch fehlt ihm die Aura des Fachmannes, der „ex cathedra" (von nicht anzweifelbarer Position), wenn auch oft im Fließbandbetrieb, Diagnosen verkündet. Es gibt aber auch kritischere Patientinnen, die eine verordnete Hormontherapie nicht ohne weiteres beginnen und statt dessen noch einmal Rücksprache mit dem Hausarzt oder einem anderen vertrauten Arzt suchen. In vielen dieser Fälle läßt sich das Bewußtsein der Patientinnen schärfen, so daß sie auf unnötige therapeutische Maßnahmen verzichten, die unter Umständen erheblich in den Körperstoffwechsel eingreifen.

Unsere Krebs-Vorsorgeuntersuchungen haben nichts mit Vorbeugung zu tun, sondern sind ein Verfahren zur Früherkennung, obwohl sich dies in einigen Fällen, zum Beispiel bei Brustkrebs, als Schlag ins Wasser erwiesen hat. Gerade bei Brustkrebs ist es sogar möglich, daß durch eine unauffällige Vorsorgeuntersuchung die Patientin in dem Bewußtsein lebt, alles sei in Ordnung, und den später selbstgetasteten Tumor nicht ernst nimmt. Die dauernde Abhängigkeit vom Arzt, der dadurch selbst zum „chronischen Arzt" wird (Hartmann 14), macht unselbständig und unsicher und führt zu einem Leben in ständiger Angst vor Krankheiten, was sicherlich dem eigenen Gesundheitsempfinden und damit der eigenen Gesundheit glatt zuwider läuft.

Der zerteilte Patient

Ein weiteres großes Problem sind Patienten mit psychischen Schwierigkeiten, die dann mit psychosomatischen Beschwerden in die Hand des Gebietsarztes geraten. Gerade bei dieser Krankheitsform ist die Rolle des Hausarztes von großer Bedeutung, denn er kennt meist die sozialen Beziehungen des Patienten, die familiären Verhältnisse, die Ehe, die Belastungen am Arbeitsplatz, die Stellung im Umfeld. Mit feinfühliger Diagnostik und gezielter Gesprächsführung könnte er deshalb oft die Ursache solcher Beschwerden herausschälen. Wie oft sind Kopfschmerzen, Rückenschmerzen, Unterleibsbeschwerden, Schwindel und Übelkeit nur eine Reaktion auf die Lebensbedingungen! Trotzdem drängt der Patient oder die Patientin zur Überweisung, so mit Rückenschmerzen zum Orthopäden, mit Unterleibsschmerzen zum Gynäkologen oder zum Urologen usw.

Nehmen wir als Beispiel einen Patienten mit Rückenschmerzen: Angestellter, 45 Jahre, ungerechter und jähzorniger Vorgesetzter, zänkische Ehefrau, die sehr auf ihr Äußeres bedacht ist und möglichst immer nach dem letzten Schrei der Mode gekleidet. Der Patient ist sehr aktiv in seiner Kirchengemeinde und wäre liebend gerne evangelischer Pfarrer geworden. Seine Rückenschmerzen ergeben bei der klinischen Untersuchung keinen wesentlichen pathologischen Befund, die Bewegungen sind in alle Richtungen frei durchführbar, er hat keine ausstrahlenden Nervenschmerzen. Der Patient wünscht schließlich eine Überweisung zum Orthopäden. Dieser findet bei der klinischen Untersuchung ebensowenig, führt aber eine Röntgenuntersuchung der gesamten Wirbelsäule durch. Es finden sich kleine Randzakken am vierten und fünften Lendenwirbel, die, so wird dem Patienten mitgeteilt, möglicherweise Zeichen eines Bandscheibenverschleißes in diesem Bereich sind, und diese Bandscheibe könnte dann die geklagten Beschwerden auslösen. Außerdem stellt der Orthopäde fest, daß die Gegend der Niere etwas druckschmerzhaft ist, und empfiehlt das Aufsuchen eines Urologen. Spätestens jetzt beginnt die verhängnisvolle Lawine. Die Veränderungen an der Wirbelsäule sind eigentlich alterstypisch und sicherlich nicht der Grund für die Beschwerden. Der Patient hat aber jetzt ein Töpfchen, in das er seine Krankheit hineintun kann, den „Bandscheibenschaden". Es folgt die Überweisung zum Urologen, es wird sonographiert, die Nieren mit Kontrastmittel geröntgt, die Blase gespiegelt, eine Vorsorgeuntersuchung gemacht. Es finden sich Veränderungen in einem Nierenbecken, die möglicherweise auf eine früher durchgemachte Nierenbeckenentzündung zurückzuführen sind, und eine minimal vergrößerte Prostata. Somit sind wieder zwei Erkrankungen dazugekommen, beide natürlich kontrollbedürftig, Wiedervorstellung in einem halben Jahr. Empfohlen wird noch eine Blutuntersuchung und der Ausschluß einer Zuckerkrankheit. Der nächste Schritt geht zum Internisten, der eine Erhöhung der Blutfettwerte findet, die mit Medikamenten behandelt wird.

Das Resultat nach einigen Wochen: Bandscheibenschaden, eine kranke Niere, vergrößerte Prostata, erhöhte Blutfettwerte. Der Patient hat als Folge das Bewußtsein des drohenden Herzinfarktes (auf Grund der hohen Blutfettwerte) und der wohl bald versiegenden Potenz (wegen der Prostatavergrößerung). Die Therapie: einmal täglich eine Tablette für die Prostata, zweimal täglich eine Tablette für die Blutfettwerte; kurzum – der Dauerpatient ist geboren. Aber die Rückenschmerzen sind nach wie vor vorhanden, der Chef weiterhin jähzornig und ungerecht, die Ehefrau weiterhin zänkisch und unzufrieden. Sie wird sicherlich noch unzufriedener sein mit einem Mann, der jetzt zu Frühstück, Mittagessen und Abendessen seine Pillen schlucken muß und schon gewisse Verhaltensweisen des chronisch Kranken angenommen hat. Ein wirklicher Erfolg unseres modernen Medizinsystems!

Nach einem Jahr mühevoller Kleinarbeit nimmt der Patient heute keinerlei Medikamente mehr, hat eine neue Arbeitsstelle angenommen, Gespräche unter Zuziehung seiner Ehefrau haben die private Situation deutlich verbessert. Er ist jetzt zufrieden und gesund, die Termine zu den jeweiligen Kontrolluntersuchungen hat er nicht mehr wahrgenommen.

Wie an diesem Beispiel angedeutet, ist auch der niedergelassene Orthopäde mit seiner ambulanten Tätigkeit für die Gesundheit der Patienten nicht unproblematisch. Auch für ihn ist der Übergang von der Klinik in die Praxis eine drastische Umstellung. Ein Großteil der orthopädischen Therapie besteht in operativen Eingriffen, insbesondere an den Gelenken des Körpers. Das Schwergewicht in der Praxis verlagert sich auf die Diagnostik mittels Röntgen etc. Die therapeutischen Möglichkeiten sind recht gering: Gipsverbände, Verordnung von Einlagen oder Spezialschuhwerk, Anpassung von Prothesen und die gesamte physikalische Medizin. Bei Durchsicht der orthopädischen Facharztbefunde aus fünf Jahren fand sich nicht ein einziger Normalbefund. Es war immer irgendeine Zacke an irgendeinem Knochen, die sich als Aufhänger für die Beschwerden des Patienten bot. Diese Befunde sagen nichts über die große Gefahr der Somatisierung psychischer Probleme, denn durch den geschärften, eingeengten Blickwinkel des Orthopäden läßt sich immer eine Knochenzacke als die berühmte Nadel im Heuhaufen finden. So sind diese Praxen eine Geburtsstätte vieler chronisch Kranker, die unter anderen Umständen heute noch Gesunde wären.

Noch einmal möchte ich betonen, daß in den meisten Fällen den Gebietsärzten nähere Kenntnisse über das soziale Umfeld des Patienten fehlen. Familienverhältnisse, berufliche Situation, körperliche wie psychische Belastung am Arbeitsplatz und ähnliches sind ihnen unbekannt. Somit fehlt hier eine sehr wichtige Informationsbasis, die sie vielleicht in dem einen oder anderen Fall eine gänzlich andere Therapie einschlagen ließe. Drastisch könnte man sagen: Der „ideale" Patient wäre der geteilte, wie eine Maschine gebaute Patient, dessen Gebärmutter zum Gynäkologen, die Knochen zum Orthopäden, Niere, Blase und Prostata zum Urologen, Leber und Blut zum Internisten und die Haut zum Hautarzt getragen werden könnten. Eine wahrhaft grausige Vision. Bei der im wesentlichen schematisierten Diagnostik läßt sich jede Normabweichung als Auffälligkeit einem Krankheitsbild zuordnen.

7. Sportmedizin – Medizin gegen die Gesundheit

Im Jahre 1987 machte der Tod einer jungen Sportlerin Schlagzeilen. Birgit Dressel hatte zuletzt aufgrund einer schmerzhaften Verletzungsfolge ein entzündungs- und schmerzhemmendes Mittel injiziert bekommen. Die Entrüstung der Medien und damit auch der Öffentlichkeit richtete sich zunächst gegen den behandelnden Arzt, der die Injektion verabreicht hatte. Die Todesursache blieb jedoch zunächst unklar, bis die Sektion und die genaue Untersuchung der Leiche ergaben, daß der Körper der Sportlerin eine Unzahl pharmakologisch wirksamer Substanzen enthielt. Erst aus dem Zusammenwirken all dieser Substanzen ließ sich der Tod erklären.

Ein Einzelfall? Wohl eher die Spitze eines Eisberges. Ein Olympiateilnehmer wurde disqualifiziert, weil man bei der Doping-Kontrolle den Rest eines Medikamentes fand, das Wochen zuvor wegen Gelenkbeschwerden injiziert worden war. Auch hier eine Welle der Entrüstung, die sich gegen den behandelnden Arzt richtet, jedoch nicht etwa wegen der Injektion dieses Medikamentes, sondern weil er dem aussichtsreichen Kandidaten die Chancen für eine Medaille raubte.

Was ist das für eine Medizin, die solche Resultate hervorbringt? Betrachten wir das eigentliche Ziel aller Mediziner, so sehen wir die ethisch hochstehende Verpflichtung zur Erhaltung der Gesundheit und die Behandlung und Heilung von Krankheiten. Demgemäß sollte man diese Absicht jedem Arzt unterstellen.

Und der Sportler? – Ist er der typische Patient, der einen Arzt aufsucht, um von Beschwerden oder Krankheit geheilt zu werden? Ist er der Patient, der Hilfe begehrt zur Aufrechterhaltung seiner Gesundheit? Wohl kaum, denn Sportler, insbesondere Hochleistungssportler, sind im allgemeinen Menschen mit optimaler Gesundheit – sollte man jedenfalls annehmen. Der Sportler sucht im allgemeinen einen Arzt auf, um Hilfe bei der Verbesserung seiner Leistungsfähigkeit zu erhalten oder möglichst schnell von Beeinträchtigungen dieser Leistungsfähigkeit (ich vermeide hier absichtlich den Ausdruck „Krankheit") befreit zu werden.

Vor einigen Jahrzehnten waren weit und breit keine „Sportmediziner" zu finden. Sport und Leistungssport gab es auch damals, Ärzte wurden jedoch nur bei Verletzungen aufgesucht, genau wie bei Verletzungen durch Arbeitsunfälle oder ähnliches. Wenn wir die neuzeitlichen Olympischen Spiele verfolgen, ist auffällig, daß sich die Leistungen in einigen Sportarten von Mal zu Mal so deutlich gesteigert haben, daß die Olympiasieger der fünfziger Jahre heute nicht einmal mehr die erste Hürde zur Qualifikation nehmen würden. Die Menschen haben sich in dieser kurzen Zeit nicht wesentlich geändert, die durchschnittliche Körpergröße und Muskelmasse ist gleichgeblieben.

Die Geburtsstunde der Sportmedizin als theoretische Wissenschaft liegt wohl irgendwo im Zeitraum der aufkommenden Leistungsphysiologie, deren Erkenntnisse im wesentlichen auf Tierversuchen beruhen. Sehen wir beispielsweise die Zucht und Trainingserfolge im Pferdesport, so liegt die Versuchung nahe, die hier gewonnenen Erkenntnisse auf den Menschen zu übertragen. Die Degradierung des Menschen zum „Rennpferd" nahm ihren Lauf, aber nicht etwa durch den Einfluß der totalitären Macht eines Staatsapparates, sondern in der politischen Freiheit einer gut funktionierenden demokratischen Gesellschaftsordnung. Unsere Gesellschaft ist sicherlich leistungsorientiert. Auch der Sport hat die Entwicklung vom einfachen, Freude bereitenden Freizeitspaß zum Kampf um Sieg, Ruhm, Anerkennung und sogar Geld durchgemacht. Schon dem Kämpfer im alten Olympia brachte der Sieg Ruhm und Anerkennung ein, und er lebte im Bewußtsein, ein Günstling der Götter zu sein.

Der Auftrag des Arztes besteht in der Gesunderhaltung und Heilung. So ist davon auszugehen, daß an der Wiege der Sportmedizin ein Interessenkonflikt zwischen Arzt und Patient stand: Ein erkrankter oder verletzter Sportler sucht ungefähr drei Wochen vor einem wichtigen Wettkampf seinen Arzt auf. Nehmen wir nun zwei Krankheitsbilder zum Vergleich, eine Virusgrippe und eine Verstauchung des Kniegelenkes, um den jeweiligen Ablauf zu betrachten. Die Diagnose einer Virusgrippe veranlaßt den Arzt mit Sicherheit, dem Patienten zu raten, diese durch Bettruhe und nachfolgende körperliche Schonung auszukurieren. Im anderen Fall empfiehlt er eventuell, durch Ruhigstellung auf einer Gipsschiene das Knie für vierzehn Tage zu entlasten und dann langsam mit Bewegungsübungen zu beginnen. Beides ist vom Standpunkt der modernen Medizin her absolut korrekt und eigentlich die optimale Therapie. Sicherlich kann man die unangenehmen Symptome der Grippe noch durch schmerzlindernde Medikamente erträglicher machen, man könnte auch die Abschwellung des Kniegelenkes durch kühlende Umschläge oder geeignete Salben vielleicht ein wenig beschleunigen. Dem Arzt ist bekannt, und dies kann er auch seinen Patienten mitgeben, daß erhebliche körperliche Anstrengung bei einer Grippe zu Dauerschäden führen kann. Das gleiche gilt für die Belastung eines verstauchten Kniegelenkes.

Der Sportler, drei Wochen vor seinem Wettkampf, müßte dies auf der Basis des gesunden Menschenverstandes jeweils akzeptieren. Wäre sein Interesse die Erhaltung seiner Gesundheit auf Dauer, so wird er dieser Argumentation folgen müssen. Ist er aber bereit, für einen Wettkampfsieg gesundheitliche Risiken einzugehen, so wird er nach Auswegen suchen. Der Ausweg kann in einem einfachen Zuwiderhandeln gegen die ärztlichen Empfehlungen bestehen, womit er allerdings die gesamte Verantwortung auf sich nimmt. Die Alternative, wohl die Geburtsstunde der Sportmedizin, besteht in der Wanderung von Arzt zu Arzt, bis sich einer bereit findet, das pseudosportliche Interesse des Patienten mit der Macht des Fachwissens zu unterstützen. Er muß also einen Arzt finden, der bereit ist, leistungsmindernde oder schmerzbringende Krankheitssymptome mit Mitteln der modernen Medizin zu unterdrücken, um die optimale Leistungsfähigkeit des Sportlers zu einem bestimmten Zeitpunkt zu erzielen, unter Umständen unter Inkaufnahme des Risikos einer erheblichen gesundheitlichen Verschlechterung oder sogar eines Dauerschadens – der Sportmediziner war geboren! Trotz weitgehender Vernachlässigung der ärztlichen Ethik, die soweit geht, Menschen bei eindeutig gesundheitsschädlichem Verhalten auch noch zu unterstützen, kann er sich der Komplizenschaft des Patienten sicher sein. Selbst bei rechtlich sehr bedenklichen Behandlungsweisen braucht er mit Sicherheit nicht die Klage von seiten des Patienten zu befürchten. Er unterstützt den Patienten ja schließlich nur bei der Durchführung seiner Vorhaben. Hat der Arzt dann Erfolg und der Sportler erreicht unter der Behandlung den erstrebten Sieg, fällt mit absoluter Sicherheit ein Quentchen des Ruhms für den behandelnden Arzt ab. Schnell ist ein Mythos geboren, was wir zum Beispiel an den Solidaritätsdemonstrationen der Sportler für Prof. Klümper in Freiburg gesehen haben, als dieser in das Schußfeuer der Ärzteschaft, der Medien und der Justiz geriet. Die wirtschaftlichen Folgen für den Arzt sind beachtlich, sicherlich wird der erste Erfolg viele neue Patienten anziehen. Fehlschläge, Rückschläge und verursachte Gesundheitsschäden fallen als akzeptiertes Nebenprodukt der Tätigkeit nur gering in die Waagschale. Selbst der Tod einer Patientin nach einer Injektion ist schnell als bedauerlicher Einzelfall akzeptiert und zu den Akten gelegt.

Das hohe Ansehen erfolgreicher Sportler in der Öffentlichkeit durch die intensive Betreuung der Medien führt schnell zu Nachahmung. Der Hochleistungssport zieht eine Welle von begeisterten Freizeitsportlern nach sich, von der Theken-Fußballmannschaft bis zum Möchte-gern-Boris-Becker, der seinen Sonntagsvormittag auf dem Tennisplatz verbringt. Was für einen Hochleistungssportler gut ist, muß natürlich auch für den Hobbysportler gut sein, und so erklärt sich der immense Drang der Patienten zu Sportmedizinern.

Letztendlich gab die Ärztekammer dem Druck dieser Mediziner nach und hat die offizielle Zusatzbezeichnung „Sportmedizin" geschaffen, die sich nun dekorativ und werbewirksam auf dem Schild der Arztpraxis und auf dem Briefkopf verwenden läßt. So ist diese Medizin gegen die Gesundheit heute weit verbreitet, quasi überall erreichbar und für den betreibenden Arzt wirtschaftlich hochinteressant. Dafür wird das Heer von Invaliden, das der Leistungssport produziert hat (die Spätfolgen der mittlerweile zur Routine gewordenen Meniskusentfernungen werden wir sicherlich in den nächsten dreißig Jahren zu spüren bekommen), noch viele Jahre die gesetzlichen Krankenversicherungen und unter Umständen als Frührentner die Rentenversicherungen belasten.

Etwas vergleichbar der modernen Sportmedizin, die Medizin gegen die Gesundheit betreibt, ist die Wehrmedizin, wo es darauf ankommt, verwundete Soldaten möglichst schnell wieder für den Einsatz an der Front fit zu machen. Die Erfahrungen des Zweiten Weltkrieges diesbezüglich sind sicher der älteren Generation bekannt. Der wesentliche Unterschied besteht aber in der mangelnden Solidarität zwischen Wehrmediziner und Soldat! Ersterer als Repräsentant einer gewöhnlich autoritären Staatsmacht, letzterer als deren Opfer.

Bestand früher die Rolle des Arztes darin, den natürlichen Kräften möglichst günstige Voraussetzungen für den Heilungsprozeß zu schaffen und den Lebensstil auf optimale Gesundheitserhaltung auszurichten, so ist heute seine Tätigkeit zum reparierenden Dienstleistungsgewerbe degeneriert. Die Rolle als Therapeut (griechisch etwa „Beisteher" oder „Begleiter") oder gar die des Arztes der chinesischen Medizin, der als „Weiser" galt und den Patienten ganz individuell behandelt hat, ist heute nur selten zu finden. So hat auch kaum ein Patient seinen Arzt oder ein Sportler seinen Sportmediziner, sondern selbst hier ist alles fein zergliedert: Mit dem Sprunggelenk rennt man zum einen, mit dem Kniegelenk zum anderen, Kreislauf-Leistungsprobleme kommen zum sportmedizinischen Internisten, Frauen lassen vor Wettkämpfen hormonell ihren Zyklus vom Gynäkologen beeinflussen usw. Was am Ende dabei herauskommt, sieht man am oben genannten Fall der Sportlerin Birgit Dressel. Die Unzahl pharmakologischer Substanzen, die man in ihr gefunden hat, ist sicherlich nicht von einem Arzt verordnet worden, auch nicht nur von mehreren Ärzten. Zu einem großen Teil sind sie wahrscheinlich auf Empfehlungen von Trainern und anderen Sportlern in Selbstmedikation zugeführt worden. Registriert man heute den Markt von angeblich leistungssteigernden, speziell zusammengesetzten Getränken, Nahrungsmitteln, Bandagen, Salben, Schuhwerk für Sportler und den damit verbundenen Werbeaufwand in den Medien, so läßt sich die wirtschaftliche Dimension des Sportes erahnen. Auch darauf werde ich noch zu sprechen kommen.

Die Manipulation des Menschen durch Medien und andere Einflüsse hat ein Maß erreicht, das manchen totalitären Herrscher vor Neid erblassen lassen müßte! Der ebenso manipulierte

Arzt fügt sich fugen- und problemlos in dieses System ein und wird damit zu einer wesentlichen Stütze. Die Situation des verantwortungsbewußten, sich der Ethik verpflichtet fühlenden Arztes ist immer schwieriger geworden. Der Einsatz für die Gesundheit der Patienten muß nicht nur gegen Halbbildung und mangelndes Gesundheitsbewußtsein bei Patienten geführt werden, sondern auch gegen Ärzte, die sich mit Kurzzeiterfolg und Überdeckung von Symptomen bei Patienten Achtung verschaffen und hierdurch den Aberglauben an die Allmacht der Medizin stärken. Unter diesen Voraussetzungen bleibt der Appell an die Eigenverantwortung des Patienten für seine Gesundheit, die Aufforderung zur Mitarbeit durch Veränderung gesundheitsschädlicher Lebensweisen wenig erfolgversprechend.

8. Die Justiz schlägt zu Buche: Der Weg in die defensive Medizin

Das gut florierende Geschäft mit der Gesundheit hat auch noch eine andere Berufsgruppe angelockt: die Juristen.

Die Entwicklung der Medizin von einer reinen Notfallmedizin zu einer Versicherungs- und Versorgungsmedizin mit optimaler sozialer Absicherung und einem festgelegten Rechtsanspruch des Patienten auf diese Versorgung, hat das Verhältnis Arzt-Patient-Versicherung deutlich verändert. Die quasi hoheitlichen Aufgaben wie Krankschreibung und Rentenbegutachtung haben für die Patienten rechtliche Bedeutung, sind wesentlicher Bestandteil ihrer sozialen Absicherung. Zum anderen ist der Arzt durch seine Entwicklung vom Helfer und Heiler zum Konsumgut, auf das der Patient einen Rechtsanspruch hat, in die Defensive geraten. Wenn eine Mutter mit ihrem Kind den Arzt aufsucht, um sich eigentlich nur bestätigen zu lassen, daß es nicht ernstlich krank ist, wälzt sie damit ihre eigene Verantwortung auf den Arzt ab. Sie läßt sich sozusagen beweisen, daß das Kind gesund ist, um ihr Gewissen zu beruhigen. Kaum anders geht es heute den Ärzten, denn der Rechtsanspruch des Patienten auf eine Diagnostik und eine Behandlung, die kunstgerecht ist, zwingen ihn zur Absicherung.

Die Unzahl von Attesten, Bescheinigungen für Versicherungen und Behörden, die täglich in einer Praxis anfallen, wird sich eher noch ausweiten. Der Rechtsanspruch im Verhältnis zwischen Arzt und Patient hat das Vertrauensverhältnis deutlich beeinträchtigt, denn auch der vertrauendste Patient wird durch die Äußerung des Arztes „Aus Sicherheitsgründen muß ich das röntgen!" verunsichert werden, sein Vertrauen in die diagnostischen Fähigkeiten seines Arztes kann erheblich getrübt werden. Beim berechnenden Patienten dagegen, der nur auf seinen Vorteil aus ist, wird der Arzt leicht erpreßbar. Verweigert er zum Beispiel eine Arbeitsunfähigkeitsbescheinigung, genügt oft der kleine Hinweis des Patienten, daß er, falls er aufgrund seiner Erkrankung während der Arbeit einen Unfall erleide, den Arzt zur Rechenschaft ziehen werde, um das begehrte Dokument zu erhalten.

Der Einbruch der Justiz in die Medizin hat aus dem Vertrauensverhältnis von Arzt und Patient eine Geschäftsbeziehung gemacht. In den seltensten Fällen geht es um die Einklage moralischer Schuld, sondern um Schadenersatz und Schmerzensgeld in harten DM-Beträgen. „Aus der verrechtlichten droht eine defensive Medizin zu werden, die aus Scheu vor Klage zu viel untersucht oder zu wenig an Eingriffen wagt." (Laufs 22)

Die Arbeit in derartiger Atmosphäre raubt dem Arzt mit Sicherheit einen Teil seiner Einsatzfreude, seines Engagements und seiner idealistischen Grundeinstellung. Daß sich das letztlich negativ auf die Qualität seiner Arbeit auswirkt, ist verständlich. Viele nutzen als Ersatzbefriedigung die wirtschaftlichen Möglichkeiten ihres Berufes maximal aus, was den Circulus vitiosus, in dem die moderne Medizin steckt, in seinem Lauf eher noch antreibt.

Die Situation des Patienten

1. Die historische Entwicklung

Die Medizinmänner, Heiler und Weisen der archaischen Kulturen sind die Vorgänger zweier heutiger Berufsgruppen: der Priester und der Ärzte. Die Tätigkeit erfolgte im Dienst der Götter. Die Mitglieder der sozialen Gemeinschaft suchten ihre Ärzte-Priester nicht nur auf, wenn sie erkrankt waren, sondern auch zur Beratung in allen Lebensfragen, Zukunftssorgen und bei Streitigkeiten. Man denke hier nur an die historisch wichtige Bedeutung der Orakel!

„Wie uns die Medizingeschichte lehrt, war die alte Medizin in erster Linie eine Lehre von der gesunden Lebensordnung und erst in zweiter Sicht ein System der Krankenversorgung" (Ridder 13). Mit dem Aufkommen der großen Religionsgemeinschaften wurde ein wesentlicher Teil der Aufgaben von der jeweiligen Priesterschaft übernommen. Auch die langsam entstehende Gruppe der Ärzte fühlte sich dieser Ordnung verpflichtet, wie das auch sehr gut im Eid des Hippokrates deutlich wird.

Solange die Gesellschaft im wesentlichen eine bäuerliche war, waren Familie und Sippe die Lebensgrundlage. Von der Geburt bis zum Tode spielte sich in ihnen das gesamte Leben ab. Die Zunahme der Bevölkerung und die Entwicklung industrialisierter Tätigkeit schufen einerseits neue Erwerbsmöglichkeiten, die immer mehr Landbevölkerung in die Städte zog, brachten aber auch gewaltige Gesundheitsrisiken mit sich. Als Beispiel sei hier nur der Bergbau genannt, der bei dem erhöhten Energiebedarf eine explosionsartige Entwicklung durchmachte. Die Tätigkeit unter Tage war lebensgefährlich und gesundheitsschädigend. Sehr oft war jetzt der Leidende, der Kranke herausgelöst aus seinem Familienverband und in seiner Not gänzlich allein gelassen. Die Hilfe der Alten, die aufgrund ihrer Lebenserfahrung die Weisheiten der Volksmedizin zur Pflege und Heilung von Krankheiten nutzen konnten, war nicht mehr verfügbar. Die Ärzteschaft stand in erster Linie den Reichen und dem wohlhabenden Bürgertum zur Verfügung. In dieser Zeit war es nur noch die blanke Not, die den Patienten zum Arzt brachte, und dieser wurde üblicherweise nur gegen Entgelt tätig. Man darf allerdings nicht die große Zahl engagierter Ärzte vergessen, die in diesen Zeiten der Not und schweren Erkrankungen, wie Tuberkulose, Patienten aufopfernd und unentgeltlich behandelten.

Erst als der Gesundheitszustand der Bevölkerung sich derart verschlechterte, daß sogar der preußischen Musterungsbehörde mangelnde Verwendbarkeit der männlichen Bevölkerung als Rekruten auffiel, und sich gleichzeitig Widerstand der Bevölkerung in der Sozialdemokratie organisierte, kam es mit der Schaffung der Reichsversicherungsordnung zu einer neuen Grundlage der medizinischen Versorgung der Bevölkerung. Dieses umfangreiche soziale Sicherungssystem beinhaltete erstmalig in der Geschichte ein Recht des Erkrankten auf kostenlose Behandlung. Dieses System ist bis heute gültig, obwohl sich unsere wirtschaftliche Situation in ungeheurem Maße verbessert hat. Der aufgeklärte Patient von heute weiß sehr wohl um seine Rechte. Der festgesetzte Beitrag an die Solidargemeinschaft, als welche die Versicherungen ja gedacht waren, ermöglicht ihm den kostenfreien Zugriff auf alle „Segnungen" der modernen Medizin mit ihren ausgefeilten technischen Diagnosemöglichkeiten, den modernen Therapieformen und insbesondere der Pharmakotherapie.

Die Entwicklung von den Beschwörungsformeln der Schamanen zu der gezielt eingesetzten Behandlung bestimmter Krankheitsbilder war der Beginn einer rasanten Entwicklung hin zu der modernen Medizin. Die „guten alten Zeiten" waren, wenn wir nur einmal fünfzig oder hundert Jahre zurückblicken, gar nicht so gut. Heute greifen viele schon bei leichten Zahnschmerzen bereits zur Schmerztablette. Wir sind nicht in der Lage, uns vorzustellen, wie elendig und entwürdigend schmerzvoll Leiden und Sterben früher verlaufen konnten. Allzu gern vergessen wir die Erfolge der kleinen Chirurgie bei der Behandlung kleiner Wunden, von Abszessen, Wundrosen usw. Vor nicht einmal hundert Jahren konnte jede dieser „Bagatellverletzungen" über Wundinfektionen zum Tod führen. Bei aller Kritik an der modernen Medizin, an den gewaltigen Eingriffen am Menschen, sollten wir eben diese Vorteile nicht vergessen.

2. Fehlgeleitete Aufklärung

Die spektakulären Erfolge der modernen Medizin in den letzten sechzig Jahren ließen insbesondere den Chirurgen zum regelrechten Idol aufsteigen. Sein unmittelbarer Kontakt mit dem Lebendigen, die direkte Konsequenz seiner Entscheidung und Arbeit für Leben und Tod und auch die Situation der direkten Abhängigkeit des Patienten von seiner Fähigkeit haben ihn letztlich zum „Halbgott in Weiß" werden lassen. Eine ganze Sparte der Unterhaltungswirtschaft lebt von ihm: Von der Verfilmung der Autobiographie des großen Chirurgen Sauerbruch über eine Unzahl von Trivial- und Kitschromanen bis zu modernem Film und Fernsehen läßt sich eine ununterbrochene Linie ziehen. Professor Brinkmann und seine Schwarzwaldklinik haben es zu ungeheuren Einschaltquoten gebracht und selbst reißerischste amerikanische Krimiserien auf die hinteren Ränge verwiesen.

Der mediengebildete Patient: Von der Krankheit weiß ich viel ...

Boulevard- und Regenbogenpresse können auch heute noch kaum in einer Ausgabe auf die Beschäftigung mit Ärzten und der Medizin verzichten. Bis hinein in die sechziger Jahre herrschten Berichte über die spektakulären Erfolge insbesondere der Chirurgie vor. Noch gut wird sich mancher an die Schlagzeilen nach der ersten Herztransplantation erinnern, die Chirurgen wurden als Heroen gefeiert. Seit dieser Zeit hat sich einiges geändert. Der Status des Arztes wurde zunehmend angekratzt und die Denkmalstürmer machten sich daran, den Halbgott in Weiß von seinem Sockel zu stoßen. So wie heute bei einem gut funktionierenden Luftverkehr nur noch die spektakulären Flugzeugabstürze interessieren, wurden auch die spektakulären Erfolge der Medizin in der Presse zunehmend von spektakulären Unglücksfällen verdrängt. „Sicher haben wir mehr an übler Nachrede zu erwarten, zumal in einer Zeit, wo jedes Wochenblättchen über alles Bescheid weiß, und gefährliches medizinisches Halbwissen ‚in' ist." (Doetsch 8). Was war passiert?

Eine Marktlücke hatte sich aufgetan: Der großen emotionalen Beteiligung an den Themen „Arzt" und „Medizin" stand (und steht noch) ein ungeheurer Mangel an Wissen gegenüber.

Die Wissenslücke führte dazu, daß ein großes Informationsbedürfnis vorhanden war, fast wie ein trockener Schwamm zum Aufsaugen bereit. Nun kann man in den Medien kein kleines Medizinstudium anbieten, denn dies würde sicherlich auf Desinteresse stoßen. Folglich müssen Informationen angeboten werden, die wirklich interessieren, und das sind letztlich solche über Krankheiten und deren Therapie. So wurde nicht „Gesundheitswissen" flächendeckend verbreitet, sondern „Krankheitswissen".

„Das Bild, das sich die Öffentlichkeit vom menschlichen Organismus macht – noch verstärkt durch Fernsehsendungen und Werbung –, ist das einer Maschine, die ständig störungsanfällig ist, wenn sie nicht von Ärzten überwacht und mit Medikamenten versorgt wird. Von den jedem Organismus innewohnenden Heilkräften und seiner Tendenz, gesund zu bleiben, hört man wenig, und das Vertrauen in den eigenen Organismus wird nicht gestärkt. (Capra 4)

„Was resultiert, ist allenfalls die ‚kleine Gesundheit', die sich mit Techniken verschiedenster Art, mit Pillen und Tropfen, aufrechterhält." (Lüth 24)

Jedes Blättchen begann mit Informationen über die schicksalsbestimmenden und ernsten Krankheitsbilder. Allen voran natürlich die Krebserkrankung, Herzinfarkt und die gynäkologischen Erkrankungen. Natürlich gab und gibt es hier keine sachliche Information, sondern recht reißerisch aufgemachte Texte, die sehr oft verbunden sind mit wenig versteckter Werbung für bestimmte Arzneimittel, therapeutische oder diagnostische Verfahren, in Einzelfällen auch für Ärzte und Kliniken.

Die Informationen wurden begierig aufgesogen, teilweise behalten und mehr oder weniger richtig weitergegeben. Schnell wurde das Pseudowissen umgesetzt in die Selbstdiagnose und unter Umständen auch in die Selbsttherapie. Man braucht sich nur nachmittags einmal in ein Café zu setzen und die Ohren zu spitzen, um zu hören, was an den benachbarten Tischen gesprochen wird. Das Thema Krankheit scheint schier unerschöpflich! Nun hat die zunehmende Information über Krankheiten bei konstantem Interesse dazu geführt, daß man jetzt die eigene Erkrankung spektakulär als Gesprächsthema im Bekannten- und Freundeskreis ausschlachten kann.

Nie werde ich eine Fahrt im D-Zug von München nach Köln vergessen, die ich als junger Arzt mit drei Damen Mitte Fünfzig in meinem Abteil verbrachte. Schon als ich es betrat, war eine rege Unterhaltung über die eigenen Krankheiten und die der Ehemänner und Angehörigen im Gange. Irgendwo zwischen Ingolstadt und Nürnberg begann sich das Interesse der Damen auf mich zu richten, und sie versuchten, mich in das Gespräch einzubeziehen. Bei Nürnberg machte ich den verhängnisvollen Fehler, meinen Berufsstand preiszugeben, was allseits mit einem lauten „Aah" quittiert wurde. In Köln bin ich schließlich aus dem Zug getorkelt, ausgequetscht wie eine Zitrone, beladen mit einer unübersehbaren Fülle neuer Theorien und Lehrmeinungen sowie einer noch größeren Fülle an Ratschlägen für meinen beruflichen Werdegang!

... und von der Gesundheit?

Was ist Gesundheit? Nach der Definition der Weltgesundheitsorganisation WHO ist sie der „Zustand des völligen körperlichen, geistigen und sozialen Wohlbefindens" und nicht nur ein Zustand der „Abwesenheit von Krankheiten". Wir kennen objektive Bewertungsmaßstäbe für Gesundheit und Krankheit. Es gibt durchaus Menschen, die sich absolut gesund fühlen und trotzdem hohen Blutdruck oder Zuckerkrankheit haben. Auch Menschen mit wachsenden bösartigen Tumoren im Anfangsstadium können sich noch kerngesund fühlen. Objektiv gesehen (zumindest scheinbar objektiv aus dem Blickwinkel der modernen Medizin), sind sie jedoch schwerkrank. Menschen meiden oft instinktiv den Arzt, weil sie die Aufdeckung und Eröffnung einer schwerwiegenden Krankheit fürchten. Sie fürchten um ihre Gesundheit, um ihr Gefühl des Wohlbefindens, das durch eine Diagnose ins Wanken geraten könnte. Nur wenige haben ein natürliches, unerschütterliches Gesundheitsgefühl, die natürliche Selbstverständlichkeit des Lebens an sich. Viele sind in ihrem Wohlbefinden gestört und deshalb nicht gesund, weil sie zuviel von der Krankheit wissen. Es grassiert Angst vor Krebs, vor AIDS und vielen anderen Schreckensbildern, wohlgeschürt von unseren Massenmedien. Man lernt, seinem eigenen Gefühl zu mißtrauen und sucht die Ärzte auf, um sich der Gesundheit zu vergewissern. Der entmündigte und halbgebildete Patient erscheint nun als Konsument, um seine Krankheit, Sorgen, Nöte und Verantwortung dem Arzt und damit der modernen Medizin zu übergeben, um sich somit die Absolution für das eigene Fehlverhalten zu holen.

Dieser Wunsch nach Absolution ermöglicht dem Arzt die Rolle des Übervaters, des Halbgottes, der sich seines Patienten und dessen Krankheit bedient. Die Rolle des Heilers, des Therapeuten und Partners, der aufmerksam und mit Zuwendung seinen Patienten berät, betreut und begleitet, ist in Vergessenheit geraten. Eine tiefgreifende Renaissance tut hier Not, die Gesundheitsvorsorge und Gesundheitsbildung ebenso fördert wie ethisch hochstehendes ärztliches Verhalten in Verantwortung und befreit vom Makel wirtschaftlichen Profitdenkens.

Bis heute taucht das Thema „Gesundheit" oder „gesunde Lebensführung" in keinem Lehrplan einer Schule auf. Allenfalls lernt man etwas über die naturwissenschaftlichen Grundlagen moderner Biologie und erahnt den fernen Zusammenhang mit der Medizin. Das Wissen um Hygiene, Geburt, Ernährung, Pflege von Kleinkindern, Pflege von Alten, Kranken und Sterbenden, das früher regelmäßig von Mutter auf Tochter weitergegeben wurde, ist fast gänzlich versiegt. Erschütternd sind für mich in der Praxis immer wieder die Ahnungslosigkeit und Hilflosigkeit junger Mütter und der daraus resultierende schlechte Pflegezustand der Säuglinge und Kleinkinder. Die Frage, ob nun „Pampers" oder „Luvs" besser sind, hat die Notwendigkeit des Badens und Waschens der Kinder in erschreckendem Maße vergessen lassen! Auch dies ist ein Produkt moderner Medienbildung.

„Der Umgang mit Kranken, aber auch mit noch nicht Kranken hat uns zur Genüge gelehrt, daß die Quelle der meisten Irrtümer in der Unwissenheit, der mangelnden Intelligenz, im Scheinwissen zu suchen ist, das in täglichen oberflächlichen Informationen durch Presse, Rundfunk, Fernsehen sowie in oftmals diabolisch zu nennenden Werbepraktiken gefördert wird. Hinzu kommen in Fragen der Gesundheit bewußt gesteuerte Fehlinformationen, die einzig und allein wirtschaftlichen Interessen dienen." (Dötsch 8)

Nach der Boulevardpresse nahm sich schließlich insbesondere das Fernsehen dieser Thematik an. Sendungen wie „Gesundheitsmagazin Praxis" laufen seit vielen Jahren, ohne daß das Interesse absinkt. Auch hier werden Krankheiten präsentiert, bekannte und weniger bekannte, insbesondere auch sehr seltene und neue. Es gibt eine Fülle von Informationen zu ihrer Diagnostik und Therapie, die mit moderner Film- und Tricktechnik hervorragend präsentiert werden. Selbst der Blick in den Operationssaal und auf die Hand des Chirurgen ist dem Zuschauer damit eröffnet worden, der Blick ins Allerheiligste also. Jedoch auch hier erfährt man nicht sehr viel über gesunde Lebensweise und Gesunderhaltung.

Mit Schrecken erwarten meine Kollegen und ich immer „den Tag danach". Die Präsentation eines neuen Krankheitsbildes, einer neuen Therapie oder eines neuen Medikamentes führt mit Sicherheit am folgenden Tag einige zusätzliche Patienten in die Sprechstunde, die entweder mit der fertigen Diagnose erscheinen oder aber genau die dort besprochenen Symptome an sich beobachtet haben. Einige treten mit der knallharten Forderung an den Arzt heran, nun eben dieses neue besprochene Medikament verordnet zu bekommen. Die mühsame Aufklärung, ihr Krankheitsbild sei nicht mit dem gezeigten identisch und auch das angepriesene Medikament für sie nicht das richtige, wird oft mit Enttäuschung quittiert, durchaus aber auch mit aufkeimendem Zweifel an den Kenntnissen und Fähigkeiten des eigenen Hausarztes, der ja nun schließlich kein Professor ist und schon gar nicht im „Gesundheitsmagazin" auftritt! Aufkeimendes Mißtrauen kann hier manch mühsam aufgebaute Therapie stören oder gar zunichte machen.

Weit schlimmer in ihren Auswirkungen ist die gestörte Sprache. Für den Arzt ist es bei der Anamneseerhebung ausgesprochen wichtig, möglichst exakte Angaben über Beschwerden und deren Lokalisation zu erhalten, ihren zeitlichen Verlauf usw. Der Patient, der mit der klaren Information kommt: „Seit drei

Tagen habe ich zunehmend Schmerzen im rechten Oberbauch, etwa unter den Rippen. Die Schmerzen sind mal stärker und wieder weniger stark und dann wieder stark krampfend. Seit gestern mußte ich mehrfach brechen und kann nichts mehr zu mir nehmen, und seit gestern ist auch mein Stuhlgang auffällig hell, eher fast weiß", gibt uns den Schlüssel zur exakten Diagnose in die Hand. Noch bevor er ausgesprochen hat, ist das Krankheitsbild erkannt, die folgende Untersuchung wird es schnell bestätigen: ein eingeklemmter Gallenstein, der den Abfluß der Gallenflüssigkeit in den Darm versperrt. Doch diese Art von Patient ist leider fast ausgestorben.

In vielen Fällen hört sich das heute so an: „Herr Doktor, ich habe eine schlimme Gastritis! Mir hat früher immer das Medikament XY gut geholfen, könnten sie mir das bitte noch einmal aufschreiben." Dies erfordert ein mühevolles Erfragen der wirklichen Beschwerden und Symptome, die sich der Arzt wie ein Puzzle zusammenbauen muß. Begleitet wird die Prozedur von den fast beleidigten Blicken des Patienten, der sich im tiefsten Inneren über den Doktor ärgert, der ihm seine Diagnose nicht glaubt! Hat er dann schließlich die neue Diagnose „geschluckt", muß ihm der Behandelnde nun noch das gewünschte Medikament ausreden, das ihm früher ja immer so gut geholfen hatte. Das Ringen gegen Unvernunft und gefährliche Halbbildung ist zum täglichen Brot der ärztlichen Arbeit geworden.

Dies ist aber nicht etwa nur bei Patienten mit geringem Bildungsniveau der Fall, wie man erwarten könnte. Ganz im Gegenteil sind gerade die einfachen Bauern oft diejenigen, die ihre Beschwerden mit erstaunlicher Präzision beschreiben können und so den Weg zur Diagnose erleichtern. Vielmehr ist eine Berufsgruppe der Akademiker in dieser Beziehung von allen Ärzten gefürchtet: Es sind oft Pädagogen, die den Ärzten jedes Fachgebietes ein Stöhnen abringen. Meist erscheinen sie mit fertiger Diagnose, haben bereits die Therapie und Wunschliste der Verordnungen entworfen und verdecken kaum ihre arroganten Zweifel an der Fähigkeit des Arztes. Sie sind es, die bei Nichtbestätigung ihrer selbstgestellten Diagnose meist gleich zum nächsten rennen, um möglicherweise eine Rundreise durch alle Fachgebiete anzutreten, bis schließlich einer den Widerstand aufgibt. Für einen solchen Patienten müßte man sich eigentlich einen ganzen Nachmittag Zeit nehmen, um haarklein alle gestellten Fragen zu beantworten.

Während meiner Zeit als Assistenzarzt in der Orthopädie, wo viele Säuglinge und Kleinkinder mit Gipsverbänden behandelt wurden, erlebte ich oft das zähe und zermürbende Ringen mit Eltern, die um jeden Zentimeter Gipsverband bei ihrem Kind feilschten. Das Rooming-in wurde oft zur Nervenzerreißprobe für Pflegepersonal, Arzt und nicht zuletzt die kleinen Patienten. Durch das Mißtrauen der Eltern gegenüber den Ärzten standen die Kinder so unter Streß, daß das Jammern und Wehklagen der armen Würmer oftmals erst verstummte, wenn die Mütter für eine Stunde das Krankenhaus zum Einkaufen oder ähnliches verließen. Die Kinder waren plötzlich ganz normal, lachten und spielten, waren offen und zugänglich. Wir nutzten diese Zeit gerne für unsere Visiten, denn die Mutter war noch nicht ganz zur Tür herein, und das Geschrei begann von neuem.

Der neue Aberglaube

Durch die Präsentation neuer technischer Errungenschaften der Medizin in den Medien wird der Glaube an schier unbegrenzte Möglichkeiten der Medizintechnik geschürt. Dies führt bei den Patienten zu der Irrmeinung, jede Krankheit sei nun zu behandeln, jedes Problem zu lösen und fast alles zu heilen. In der Umkehrung heißt das aber auch für viele, ohne Einsatz dieser Technik nicht richtig oder sicher gesund sein zu können.

Sitzt er nun einem Arzt gegenüber, der ihn von der Sinnlosigkeit einer bestimmten technischen Untersuchung in seinem Fall überzeugen will, fühlt er sich schnell zum Patienten zweiter Klasse degradiert, dem der Arzt etwas vorenthält. Es könnte sich vielleicht doch irgendwo ein entstehender Tumor verstecken. Und vielleicht hat er ja doch die beschriebene seltene Krankheit, und der Hausarzt ist nur unfähig, diese zu erkennen! Auch hier der Keim des Zweifels, der zu einer erheblichen Störung des Vertrauensverhältnisses führen kann, das für eine gute Therapie in Zusammenarbeit zwischen Patient und Arzt unabdingbar ist.

Breitgestreute Informationen über Krankheiten und ihre medizinische Behandlung führen nicht zu mehr Gesundheit, sondern eindeutig zum Gegenteil. „Wir sind deshalb nicht gesund, weil wir zuviel von der Krankheit wissen..., uns fehlt die natürliche Selbstverständlichkeit des Lebens" und „Gesundheit ist nicht das Freisein von Krankheit und Schmerz, sie ist auch das Freisein von Angst vor möglicher Krankheit und Gefahr." (Lüth 24) Aber gerade diese Angst wird durch einseitige Information verstärkt. Klagt ein Patient nicht wegen einer Krankheit, so doch wegen seiner Angst, möglicherweise krank zu werden. Die Angst vor Krebs oder Herzinfarkt kann die Lebensfreude nachhaltig beeinträchtigen. Sie macht Gesunde zu Kranken, zwingt Gesunde zum Arztbesuch, wo sie unweigerlich in die Maschinerie der modernen Diagnostik geraten. Man kann den Eindruck bekommen, in einem riesigen Krankenhaus zu leben, denn jeder ist ständig mit irgendwelchen Krankheiten in Behandlung. Als Spielball der Manipulation durch die Medien ist der Mensch zum Medizinkonsument und Objekt degradiert worden.

„Die Schein- bzw. Halbbildung durch die modernen Medien hat inzwischen Konsequenzen gezeigt, die erschrecken. Max Frisch spricht von ‚gescheiterter Aufklärung' und der amerikanische Kommunikationsforscher Jonathan Kozol von der Verbreitung des ‚organisierten Gedächtnisschwundes'. Große Untersuchungen, insbesondere in den USA, haben gezeigt, daß gerade das Fernsehen nicht für einen Ausgleich des ungleichen Wissensstandes verschiedener Bevölkerungsgruppen sorgt. Das Gegenteil ist der Fall: Es entsteht eine zunehmende Wissenskluft (knowledge gap). Kurz gesagt, die Dummen werden immer dümmer, die Gescheiten werden immer gescheiter. Die geballte Information durch Bild, Farbe, Sprechtext, Ton und Schrift verleitet zu oberflächlichen Aufnahmen der Inhalte. Komplizierend kommt hinzu, daß wirklich informationsträchtige Sendungen entweder in die Nachmittagszeiten fallen (wo die meisten Menschen arbeiten) oder in die dritten Programme verbannt sind, und dies zu Krimizeiten in den beiden Hauptprogrammen." (Schürenberg 35)

3. Der Patient als Konsument im medizinischen Selbstbedienungsladen

Unser wachsendes Gesundheitssystem hat zu einer Fülle früher nicht gekannter Möglichkeiten medizinischer und diagnostischer Maßnahmen sowie medikamentöser und anderer Therapien geführt. Fast 70.000 Medikamente sind auf dem Markt, von der einfachen Kopfschmerztablette bis zum Cytostatikum, von der Spritze gegen Gallenkoliken bis zur hochgereinigten Antikörperinfusion. Die Pharmaindustrie bedient sich eines riesigen Werbeapparates, um auch banale Produkte zu vermarkten.

Im Jahr 1988, so berichtet der Arzneiverordnungsreport, wurden 400 Millionen Rezepte in der Bundesrepublik ausgestellt. Die Arzneimittelkosten haben erstmals die 20-Milliarden-Mark-Grenze überschritten! Statistisch gesehen, bekommt der einzelne Bundesbürger 13,3 Arzneimittelpackungen im Jahr oder 376 Tagesdosen. Demnach nimmt statistisch jeder Bundesbürger täglich ein Arzneimittel ein. Der Hauptanteil der Verordnungen geht dabei auf Herzmittel, Magen-Darm-Medikamente, durchblutungsfördernde Arzneien und Psychopharmaka. Dieter Pafrath, Leiter des wissenschaftlichen Institutes der Ortskrankenkassen, betont, daß viele davon eine umstrittene Wirksamkeit haben. Allein 5,5 Milliarden Mark seien 1988 ausgegeben worden für Arzneimittel mit umstrittener Wirkung. (Linke 23)

In den Klauen der Werbung

Die ausgeklügelte Werbepsychologie bringt es fertig, nicht nur Wäscheweichspüler durch das schlechte Gewissen an die Frau zu bringen, weil sich Mann und Kinder angeblich über kratzende Wäsche beklagen. Sie schürt auch gezielt das schlechte Gewissen der Mütter, wenn sie erkrankten Kindern bestimmte Produkte nicht geben. Von der Windel bis zu Nasentropfen, vom Sprühverband bis zur Vitaminpille versucht man alles systematisch in unser Unterbewußtsein zu implantieren.

Ziel der ganzen Maßnahmen ist es, daß der Konsument sein Geld zum Hersteller trägt. Ob dies nun direkt über Supermärkte, Drogerien oder Apotheken geschieht oder auf dem Umweg über Arzt und Rezept, ist dem Hersteller letztlich gleichgültig. Der Patient interessiert lediglich als Konsument, der Arzt als Verteiler. Es ist nicht verwunderlich, daß täglich eine Vielzahl von Patienten mit ganz gezielten Medikamentenwünschen ihren Arzt aufsucht.

Früher war das ärztliche Rezept eine Arbeitsanweisung für den Apotheker. Die herzustellende Mixtur wurde in lateinischer Sprache auf das Rezept geschrieben und war für den Patienten damit undurchschaubar. Für den Apotheker jedoch war sie eine exakte Arbeitsanweisung. Diese Rezepte machen heute nur noch einen sehr kleinen Teil der Verordnungen aus. Sie sind in der Regel durch Standardrezepturen verdrängt, die großindustriell hergestellt werden. Diese sind nicht nur mit einem wohlklingenden Namen versehen, der sich gut einprägen soll, sondern auch entsprechend werbewirksam aufgemacht. Es werden absolut identische Standardrezepturen unter sehr vielen verschiedenen Namen von verschiedenen Herstellern auf den Markt gebracht und zum Teil zu grotesk unterschiedlichen Preisen angeboten. Der Patient kann ihre Gleichartigkeit jedoch nicht erkennen, da er mit der lateinischen Inhaltsangabe in der Regel nichts anfangen kann. Tauscht jetzt mit einem Mal der Arzt sein Medikament gegen ein anderes aus, weil es billiger sei, fühlt er sich schlecht behandelt, denn schließlich will er vor allem gut und nicht billig therapiert werden.

Leider hilft auch intensive Aufklärung von seiten des Arztes bei solchen Patienten oft nichts. Die psychologische Sperre kann derart stark ausgeprägt sein, daß sich tatsächlich ihr subjektives Befinden verschlechtert, und der Arzt ist dann gezwungen, auf die ursprüngliche Verordnung zurückzugehen. Das alles hat letztendlich nichts mehr mit Medizin zu tun, der Patient und der Arzt sind lediglich Spielball der Werbepsychologie geworden.

Seit am 1. Juli 1989 im Rahmen des Gesundheitsreformgesetzes die ersten Festbeträge für Arzneimittel eingeführt wurden, hat sich das Bild gewandelt. Durch Einführung von Preisobergrenzen hat die Industrie nun die Wahl, entweder die Preise zu senken, oder aber der Patient muß selbst einen Teil hinzuzahlen.

Bei fast allen Präparaten erfolgte die Preissenkung durch die Industrie prompt! Bei den übrigen verhalten sich die Patienten unterschiedlich; ein Teil von ihnen ist sofort bereit zuzuzahlen, ein anderer möchte lieber ein günstigeres vergleichbares Präparat verordnet bekommen.

Der Patient wird aber nicht nur direkt durch die Werbung betrogen, sondern auch indirekt, weil ebenso der Arzt sich kaum der Manipulation entziehen kann. Der Großteil der ärztlichen Fachpresse lebt ausschließlich von der Werbung, und der Leser wird pausenlos mit gut aufgemachten und durchdachten werbepsychologischen Tricks traktiert, die seine Entscheidungen letztlich mit beeinflussen. Nur ganz wenige Fachzeitschriften sind anzeigenfrei und damit natürlich extrem teuer. Außerdem wird jede Praxis ständig mit Fachzeitschriften bombardiert, die überhaupt nicht abonniert sind. Diese finanzieren sich also vollständig durch Werbung. Täglich wandert in meiner Praxis mehr als ein Kilogramm Papier ins Papierrecycling.

Es ist immer wieder erstaunlich, in welchem Umfang ärztliche Fachpresse gekaufte Information liefert. Oft finden sich seitenlange Kongreßberichte, die scheinbar objektiv sind; und diese sind nur an einer winzig kleinen Ecke durch das Wörtchen „Anzeige" gekennzeichnet. Wenn Veröffentlichungen nicht direkt werbend sind, so sind sie doch fast immer von Werbeanzeigen eingerahmt, die „ganz zufällig" zum Thema passen. Wird in einer Arbeit ein Präparat nur kurz erwähnt, so kann man sicher sein, auf einer der folgenden Seiten eine großaufgemachte Werbeanzeige zu finden. Hier wird entweder die passende Werbung zum Artikel beschafft oder aber, was sehr oft der Fall ist, der passende Artikel zur Werbung! Dieser geschickten Manipulation kann sich ein Arzt nur sehr schwer entziehen. Die Selektion ist schwierig, fast jede statistische Untersuchung manipulierbar. Letztendlich hilft nur der totale Verzicht auf die Lektüre entsprechender Zeitschriften.

Zusätzlich unterhält die Pharmaindustrie ein Heer von Pharmareferenten, die Ärzte besuchen. In meiner Praxis erscheinen etwa fünf bis sieben Vertreter pro Tag, um neue Segnungen der Pharmaindustrie vorzustellen und die Vorteile mit überzeugend dargestellten Forschungsergebnissen zu untermauern. Es bleibt die Frage nach der Objektivität dieser Untersuchungen.

Das Überangebot schafft sich Bedarf

Doch nicht nur Medikamente werden vom Patienten konsumiert, sondern auch diagnostische Verfahren – und letztendlich auch die Ärzte! Aufgrund der Äußerung eines „Fachmannes" im Fernsehen oder in der Presse ist natürlich nicht jeder Arzt in der Lage, beispielsweise bei Schmerzen, das Knie diagnostisch abzuklären, der Spezialist muß her. Es beginnt der Kampf des Patienten um die Überweisung zum Facharzt, die sehr oft resignierend vom Hausarzt ausgestellt wird. Schließlich braucht die Banalität der Erkrankung die Aufwertung. Die Mücke muß zum Elefanten werden, und je mehr diagnostische Verfahren zur Anwendung kommen, bis die Diagnose geboren wird, desto bedeutender erscheint dem Patienten die eigene Erkrankung.

Wachsende Arztzahlen und Überkapazitäten, insbesondere auf diagnostischem Gebiet, haben dies möglich gemacht. Es wird nicht mehr nur gefragt, was in der Diagnostik notwendig und sinnvoll ist, es wird vielmehr auch gefragt, was abrechenbar ist. Der Rubel muß rollen. Der zunehmende Konkurrenzdruck unter den Ärzten, insbesondere unter den Gebiets- bzw. Fachärzten, hat dazu geführt, daß Kleinigkeiten in unerhörter Weise aufgebauscht werden. Eine eindeutige Überversorgung und damit auch sicherlich Überbelastung des Patienten durch zuviel und unnötige Diagnostik ist die Folge. Nur, und dies wieder eine Folge der Aufklärung in den Medien, je mehr Diagnostik am Patienten betrieben wird, desto besser fühlt er sich betreut. Sieht er dann auch noch die Röntgenbilder, die von ihm angefertigt wurden, und bekommt er damit schwarz auf weiß bestimmte Veränderungen demonstriert, von denen er naturgemäß nicht die geringste Ahnung hat, so ist sein Erstaunen meist groß, und der behandelnde Arzt wächst sicherlich in seiner Achtung. Unterschwellig bekommt der Patient sehr oft angedeutet, die vor- oder mitbehandelnden Ärzte hätten das wohl nicht ganz erkannt, natürlich unter der Betonung, daß man über Kollegen nichts Negatives sagen dürfe. Wieder wird der Keim gesät, der zu Mißtrauen und gestörtem Arzt/Patienten-Verhältnis führt, gleichzeitig aber zur Bindung an den neuen Arzt, der ja wohl allen anderen überlegen war. Die Profilierungssucht ist bei Ärzten genauso vorhanden wie in anderen Berufsgruppen.

Hinzu kommt die Kritik Außenstehender an der Ärzteschaft, insbesondere der Presse, die die Angst im Patienten verstärkt, daß der behandelnde Arzt vielleicht nicht kompetent ist, so daß man sicherheitshalber doch lieber zwei oder drei andere zu Rate zieht. Die Folgen für die Kosten im Gesundheitswesen sind eindeutig.

Medizin als Kosmetik für Lebensqualität

„Die Medizin hatte nicht mehr vor dem Tode zu retten, sondern die Lebensqualität zu steigern" (Schäfer 35). Der Anspruch an die Medizin, zum Teil verbunden mit überhöhten Vorstellungen ihrer Möglichkeiten, hat zu einer wuchernden Unzufriedenheit geführt. Mit der Linderung ist man nicht mehr zufrieden, man will die Befreiung von der Krankheit. Immer wieder sagen Patienten: „Aber da muß es doch irgend etwas geben!" Dies zeigt erneut den Aberglauben an die technischen Möglichkeiten der Medizin. Wenn ein Arzt ehrlicherweise dem Patienten gegenüber die eigene Ohnmacht zugibt, fängt dieser nicht etwa an, an der Medizin oder seinen Vorstellungen darüber zu zweifeln, sondern an den persönlichen Fähigkeiten des Arztes. Die Folgen sind klar: In seinem Zweifel zieht der Patient einen anderen Arzt zu Rate und geht eventuell weiter, bis er schließlich irgend etwas verordnet bekommt. Oder der Weg führt ihn zum Heilpraktiker, den er auch nicht ohne Rezept verlassen muß.

Als dritter Weg bleibt letztlich die Selbstmedikation, die gerade bei älteren, chronisch kranken Patienten ungeheure Ausmaße angenommen hat. Der erschreckend hohe Konsum von Schmerzmitteln, insbesondere in den Vereinigten Staaten und zunehmend auch bei uns, ist ein deutliches Zeichen. Daß damit jedoch nicht die ursächliche Krankheit oder Störung beseitigt, sondern lediglich ein Symptom verdeckt wird, ist den wenigsten bewußt. Symptomfreiheit wird mit Gesundheit gleichgesetzt, die Überdeckung von Symptomen mit Heilung.

Der Aberglaube an die Möglichkeiten moderner Pharmakologie treibt zum Teil groteske, zum Teil auch gefährliche Blüten: Eine 85jährige, gebrechliche Patientin hatte von mir zwei verschiedene Präparate als Dauermedikation erhalten. Eines zur Stärkung der Leistungsfähigkeit des Herzens, ein anderes zur

Verbesserung der Durchblutungssituation. Als ich einmal zum Hausbesuch kam, hatte sie ihren Medikamentenkasten auf dem Tisch stehen lassen. Es fanden sich nicht weniger als 23 verschiedene Präparate darin! Einige davon waren unwirksam oder unschädlich. Andere konnten jedoch in Verbindung mit dem von mir verordneten Herzmedikament zu Herzrhythmusstörungen führen, unter Umständen sogar lebensgefährlich werden. Mühevoll habe ich versucht, ihr die Zusammenhänge zu erklären. Wie mir eine Verwandte später erzählte, hat dies jedoch nicht gefruchtet. Manche Patienten ruinieren in Halbbildung ihr letztes bißchen Gesundheit und bringen sich unter Umständen in lebensgefährliche Situationen. Der Arzt ist nur Berater, entscheiden muß der Patient allein, ob er verordnete Medikamente nehmen will, entscheiden über zusätzliche Selbstmedikation.

Rechnet man die Verordnungen und guten Ratschläge von Heilpraktikern oder von wohlmeinenden Freunden und Angehörigen hinzu, kann man sich die Konsequenzen recht gut ausmalen. Viele Köche verderben den Brei!

Verbessern die Medikamente selbst nicht die Lebensqualität, so scheint jedoch immerhin die Tatsache beruhigend zu wirken, daß man etwas einnimmt. Der Aberglaube an die Allmacht der Pillen gibt ihnen wenigstens einen kosmetischen, einen verdeckenden Effekt. Negative Folgen beachten die Patienten nicht oder nehmen sie sogar in Kauf. Die Beruhigung des eigenen Gewissens, wenigstens etwas versucht zu haben, scheint Vorrang zu haben vor der Akzeptanz der realen Situation. Wenn man die Falten im Gesicht nicht akzeptieren will, greift man zu Kosmetik, um anderen und vielleicht sich selbst eine Illusion zu verschaffen. Warum dann nicht auch bei Falten in der Gesundheit?

Es ist nun einmal eine unbestreitbare Tatsache, daß sich die Sünden der Jugend im Alter rächen. Jahrzehntelange ungesunde Lebensweise und schlechte Ernährung können nicht ohne Folgen bleiben. Jedoch werden Krankheiten meist als unverdiente Schicksalsschläge verstanden und nicht als Folge von eigenen Fehlern der Lebensführung. Dabei heilen viele Krankheiten allein schon durch die Korrektur dieser Fehler oder zeigen doch wenigstens eine Besserungstendenz. Jedem Lebewesen wohnt eine enorme Selbstheilungskraft inne, diese wird jedoch nur selten therapeutisch optimal genutzt.

4. Das medikalisierte Verhalten

Die normierte kindliche Entwicklung

Wir Menschen wachsen nicht wild auf, wir werden erzogen. Jede Erziehung richtet sich letztlich auf ein Ideal und damit auf eine Norm aus. Nun sind wir keine Serienfabrikate: Genetisch bedingte Vielfalt und die interindividuell sehr verschiedene Beeinflussung während des Lebens machen erst die phantastische Vielfältigkeit menschlichen Lebens möglich. Doch primär spielt in der Erziehung die Norm eine große Rolle. Waren es früher die großen Religionsgemeinschaften, die die Eltern verpflichteten, die Kinder in ihrem Sinne zu erziehen, so ist ihr Einfluß heute drastisch gesunken. Die „Qualität" des Menschen, damit meinen die meisten die „Leistung" und damit verbunden möglicherweise die Stellung in der späteren Gesellschaft, gilt es zu erhöhen. Den jungen Müttern und Vätern von heute fehlt vielfach die Unbefangenheit und Natürlichkeit, die getragen ist von der bedingungslosen Liebe.

Auch bei der Kindesentwicklung macht sich die Halb- und Pseudobildung durch die Medien erschreckend bemerkbar. In einer bestimmten Phase der Schwangerschaft soll die Frau das Strampeln des Kindes im Mutterleib spüren. So ist es meistens. Spürt sie es nicht, wird sie oft von der Angst, es sei etwas mit der Schwangerschaft nicht in Ordnung, zum Arzt getrieben. Ist die Geburt überstanden, das Kind geboren, gesund, kräftig und voll Lebenskraft, beginnt der Entwicklungs-Wettstreit.

Es gibt eine statistisch durchschnittliche Größe sowie ein statistisch durchschnittliches Gewicht des Neugeborenen, die man als Normalwerte akzeptiert. Ist das Neugeborene kleiner und zarter, geraten die Mütter sehr schnell in Sorge, ob nicht ein Fehler vorliegen könnte. Das wird dadurch verstärkt, daß Mütter von Säuglingen, die bei der Geburt übernormal groß und schwer waren, strahlend ihre „Spitzenproduktion" präsentieren.

Das Rennen geht weiter: wieviel pro Tag „verdrückt" wird, wann die erste gezielte Bewegung geschieht, wann der erste Zahn durchbricht usw. Ja, beim Zahnen beginnen bereits die ersten Probleme. Hat das Kind noch keine Zähne, während das zwei Monate jüngere Nachbarkind bereits zwei hat, geht die Mutter voller Sorge, es sei eine schwere Erkrankung, zum Arzt. Sehr häufig ist das Zahnen verbunden mit Fieber und Schmerzen, was natürlich den Nachwuchs zu recht kräftigen Lebensäußerungen verleitet, die als Dauergeschrei die Umgebung ordentlich malträtieren können. Bekommt die Mutter vom Arzt die beruhigende Auskunft, daß es sich hier nur um Reaktionen beim Zahnen handelt, reicht ihr das meist nicht aus, sie möchte ein Medikament zur Senkung des Fiebers und zur Schmerzstillung, das dann auch sicherlich ohne Bedenken gegeben werden kann. Aber auch das bringt das Kind nicht zum absoluten Wohlbefinden, und es wird weiterhin eifrig bemüht sein, seine Mißempfindungen der Umgebung mitzuteilen. Manche gerädterte Mutter erscheint kurz darauf wieder in der Praxis mit der Bitte, doch dem Kind endlich mal was Ordentliches zu geben, damit man wieder durchschlafen könne. Mit „man" meint sich in diesem Fall die Mutter selbst. Oft reicht die Aufklärung und eine Motivation der Mutter aus, sich in dieser Zeit intensiv um das Kind zu kümmern. Manchmal jedoch kommt man um die Verordnung eines beruhigenden Mittels nicht umhin. Hier besteht nun die Gefahr, daß die Mütter sehr schnell die „Wohltat" des Medikamentes erleben und wieder danach verlangen. Zum Glück sind derartige Mittel verschreibungspflichtig!

Das Kind entwickelt sich weiter, es wird größer, nun macht es vielleicht in dem einen Fall mit zweieinhalb Jahren noch in die Windeln, im anderen mit zwei Jahren noch nicht die geringsten Anstalten, sich auf die Füße zu erheben. Alles Erscheinungen, die die Eltern sehr beunruhigen können, und immer wieder die Frage: „Gibt es denn da nichts für?". Nun laßt doch den Kindern Zeit! Die Eile ist nicht nur sinnlos, sondern unter Umständen geradezu gefährlich für die Entwicklung eines Kindes, wenn es beispielsweise noch nicht sitzen kann und immer wieder in diese Position gesetzt und gehalten wird. Der Körper ist noch nicht reif.

„Mein Kind ist so nervös, so zappelig, das braucht etwas zur Beruhigung", das sind alltägliche Probleme, die die Eltern beschäftigen und die sie zum Arzt tragen. Dabei ist es nicht „zu zappelig", sondern eben nur zappelig, unruhig, sprudelt vor Energie. Ein anderes Kind ist dagegen ruhig und selbstzufrieden.

Medizin zur Leistungssteigerung

Wird die Zeit im Kindergarten von den Müttern noch recht gelassen genommen, so beginnt die Angst spätestens bei Eintritt des Kindes in die Schule. Wird es den Anforderungen gerecht? Wird sich die Idee „mein Kind soll es einmal besser haben als ich" in die Tat umsetzen lassen? Entspricht nicht alles den Erwartungen, beginnt die Rennerei zum Arzt. „Mein Kind ist immer so müde, es hat sicher Eisenmangel", „es fehlen bestimmt irgendwelche Vitamine", oder „es stimmt doch sicher etwas mit den Drüsen nicht", „Könnten sie nicht mal untersuchen, ob dies oder jenes...", „Sehen sie doch, mein Kind ist einfach zu dünn" usw. Wo bleibt das bedingungslose, liebevolle Akzeptieren? Unsere genetischen Kombinationsmöglichkeiten sind vielfältig, und kein Kind ist per Gesetz dazu verpflichtet, dem Idealbild seiner Eltern zu entsprechen!

Bereits Unmengen frei verkäuflicher Medikamente, Vitamin- und Eisenpräparate werden den Kindern verabreicht. Jede in der Boulevardpresse angepriesene Neuerung zur Erhöhung der Konzentrationsfähigkeit und Leistungsfähigkeit von Kindern akzeptieren viele bedenkenlos als der Weisheit letzter Schluß und probieren es ohne Bedenken aus. Kraft- und Aufbaupräparate, oft mit der herrlichen Konsistenz von Tapetenkleister und den verschiedensten Geschmacksnuancen werden den Kindern verabreicht.

Eines Tages erscheint die Mutter eines elfjährigen Jungen in meiner Sprechstunde. Bereits in diesem Alter ein Hochleistungssportler, hatte er im Vorjahr in seiner Gewichtsklasse einen Meister-Titel im Ringen erzielt. Die neuen Meisterschaften stehen vor der Tür, der Junge hat aber jetzt anderthalb Kilogramm zuviel für seine Klasse. „Kann man da nicht irgend etwas machen?" Also bei einem Elfjährigen möglichst in vierzehn Tagen 1500 Gramm Gewicht reduzieren? Er war im letzten Jahr ein schönes Stück gewachsen, war zäh und drahtig, kein bißchen überflüssiges Fett am Körper. Zum Glück war die Mutter vernünftig, und ich erklärte ihr ausführlich, welche negative Auswirkung ein solches Tun auf die Entwicklung des Kindes haben könnte. Sie hatte das Verantwortungsbewußtsein, wenigstens den Arzt zu befragen. Machen das andere auch? Hier zeigt sich die immense Bedeutung des Aufklärungsgesprächs, des intensiven und partnerschaftlich geführten Dialogs zwischen Patient und Arzt.

Der Sohn eines hervorragenden Musikers hatte das Glück, ins Internat Winsbach in Bayern aufgenommen zu werden. Neben der normalen gymnasialen Ausbildung bietet es speziellen Unterricht in Musik und Gesang und unterhält einen berühmten Knabenchor. Im Sommer 1987 erhielt der Vater vom Gymnasium die Anfrage, ob die Eltern mit einer medikamentösen Behandlung ihres Knaben einverstanden wären, um den Stimmbruch möglichst lange hinauszuschieben. Der Vater lehnte vernünftigerweise ab!

Ernährung und Stuhlgang

Sogar aus der Ernährung mancher Menschen sind Medikamente nicht mehr wegzudenken. Eine frühe Kindheitserinnerung: Morgens, bevor er das Haus verließ, verschwand mein Vater mitsamt seiner Tageszeitung auf dem „stillen Örtchen". Dies ließ er sich nie nehmen, dies war die einzige Zeit des Tages, während der er sich von nichts und niemandem stören ließ! Und der gehetzte Mensch von heute?

Stuhlgangprobleme sind ungeheuer verbreitet als Folge ungesunder Lebensweise (Mangel an Bewegung, zuviel sitzende Tätigkeit und eine sehr ungünstig zusammengesetzte Nahrung). Erst langsam keimt heute wieder ein Bewußtsein von gesunder Ernährung auf.

Im Moment scheint die Pharmakologie ja perfekt alle Defizite auszugleichen: Vitaminkapseln statt Obst, Calcium-Brausetabletten statt ausreichender Milchzufuhr und jetzt sind wir bereits bei „Ballaststoffmitteln" angekommen. Ein einziger Apfel würde alle Probleme auf einmal lösen! Statt weniger raffinierten Zucker, statt weniger konzentriertes Fett zu uns zu nehmen, statt also einfach unsere Nahrung wieder auf eine natürliche Basis zu stellen, verzehrt der Mensch von heute lieber Diät-Fertig-Gerichte (bezeichnenderweise zum Beispiel „Du darfst" genannt), wenn seine Figurprobleme nicht mehr zu übersehen sind oder er nicht dem eigenen Ideal entspricht. Ob man Werbefernsehen über sich ergehen läßt, in eine Illustrierte schaut oder auch in die Auslagen von Apotheken oder Drogerien, sie werden in Hülle und Fülle angeboten, und billig sind sie gerade nicht! Hier hat sich ein perverser neuer Markt aufgetan.

Wer damit allein nicht klarkommt, sucht den Weg über die Appetitzügler, Medikamente mit unter Umständen lebensgefährlichen Nebenwirkungen. Diese sind jetzt, Gott sei Dank, nicht mehr rezeptfrei zu erhalten, und es bedarf schon eines Arztes, der zur Verordnung bereit ist. Aber ist das so schwierig, einen zu finden?

Zum anderen haben wir die Abführmittel. Mangels ausreichender körperlicher Betätigung und durch ungesunde, gehetzte Lebensweise, die uns nicht einmal mehr das Verweilen auf dem „stillen Örtchen" erlaubt, kommt es zu Stuhlgangsverhaltungen. Der natürliche Reflex wird, da er ja oft im unpassenden Moment kommt, unterdrückt. Der Vertreter, der auf der Autobahn zwischen Stuttgart und München plötzlich den Drang verspürt, aber aus terminlichen Gründen nicht die nächste Raststätte anfahren kann, verkneift es sich ebenso wie die Frau am Fließbandarbeitsplatz, an der Kasse im Supermarkt, der Maler auf seinem Gerüst usw. Der Darm gewöhnt sich daran und versagt seinen Dienst. Tja, und wenn man dann Zeit hat, dann klappt es eben nicht. Das Abführmittel muß her, wirkt prompt und verführerisch einfach, und nach einiger Zeit kann man nicht mehr ohne.

Die Entwöhnung von einem Abführmittel ist mit genauso viel Schwierigkeiten verbunden wie die Entwöhnung von einem Schlaf- oder Beruhigungsmittel. Ein mühsames Trainingsprogramm für den Menschen und seinen Darm muß eingeleitet werden, um eine der primitivsten physiologischen Vorgänge und Funktionen wieder in Gang zu setzen. In erster Linie ist die sofortige Umstellung der Ernährung auf Vollwertkost nötig. Ballaststoffarme, insbesondere mit Auszugsmehl und Fabrikzucker hergestellte Nahrungsmittel müssen gänzlich verbannt werden. Die Änderung von lieben Gewohnheiten ist unumgänglich, will man die gesunde Funktion auf Dauer wiederherstellen.

Die Fingernägel werden brüchig, die Haut bekommt Falten, die Haare lichten sich, dies sind alltägliche Probleme, die Patienten zu ihrem Arzt führen. Eine riesige kosmetische Industrie nimmt sich dieser Dinge an, doch sind die Grenzen der Wirksamkeit schnell erreicht. Der Patient bringt den brüchigen Fingernagel mit einer Fülle von Krankheiten in Verbindung, vom Eisenmangel bis zur Schilddrüsenkrankheit, vom Magnesiummangel bis zu schweren Durchblutungsstörungen. Dabei ist es oft nur der ständige Kontakt mit Chemikalien wie Spül- und Waschmitteln, der alles erklären läßt!

Ja, und die faltige Haut? Der Jungbrunnen ist immer noch nicht erfunden, die Alterung der Haut ist natürlich. Wüßten manche Frauen, woraus ihre Gesichtscremes hergestellt werden, die sie täglich verwenden, das Entsetzen würde sie packen.

Was die Falten bei der Frau sind, ist die Glatze der Männer. Das sich lichtende Haar und die beginnende Glatze wirkt sich störend aus in einer Umwelt, in der die Jugend als Ideal verehrt wird. Das Toupet ist nun auch nicht gerade der Stein der Weisen, und nachdem etliche Haarwässer, die unter Umständen extrem teuer waren, nichts gebracht haben, geht der Patient zum Arzt. Er könne sich eigentlich die Glatze nicht leisten, bei seiner beruflichen Tätigkeit müsse er absolut gesund und fit wirken. Eine Glatze kann zu einem Vertrauensverlust führen. „Da muß es doch irgend etwas geben".

Die Glatzenbildung ist unter physiologischen Bedingungen den Männern vorbehalten. Ihre Entstehung hängt mit den männlichen Sexualhormonen zusammen. Sie ist also viel eher ein Zeichen von Männlichkeit. Diese Auskunft beruhigt aber nicht jeden. Insistiert der Patient auf die Verordnung eines Medikamentes, spielt sich bei mir etwa folgendes Gespräch ab: „Ja, gibt es nicht irgendein Medikament, das den Haarverlust stoppen kann, das wenigstens verhindert, daß die Glatze noch größer wird?" – „Doch. Nehmen sie einfach regelmäßig die Antibabypille ihrer Frau!" – „Und das soll helfen?" – „Ja". – „Und wie ist es mit Nebenwirkungen?" – „Sie bekommen einen Busen, dicke Hüften und mit der Potenz ist es auch vorbei!" Diese drastische und wissenschaftlich nicht ganz korrekte Auskunft hilft meist prompt und bewahrt den Patienten in den meisten Fällen vor unnötigen Geldausgaben.

Durch erheblichen Werbeaufwand hat sich die Wirksamkeit des Knoblauchs gegen vorzeitiges Altern herumgesprochen. Aber es hat sich nicht etwa der Knoblauchkonsum der Bevölkerung erhöht, statt dessen hat sich die Knoblauchpille durchgesetzt, die nicht nur Geruchsbelästigung vermeidet, sondern auch durch ihre Aufmachung als hoch wirksames pharmazeutisches Präparat wesentlich imposanter wirkt. Obwohl der Vorgang des Alterns bis heute wissenschaftlich noch nicht exakt geklärt ist, gibt es erstaunlicherweise eine Fülle von Pillen, um ihn einzudämmen. Die Verheißungen der Werbung klingen verlokkend, als ob man die Zeit anhalten könne! Allzu gern vergessen wir, daß Altern physiologisch ist, das heißt absolut normal. Es ist kein krankhafter Prozeß, der einer Behandlung bedarf. Aber schließlich läßt sich mit Hoffnung und Illusion ein gutes Geschäft machen! Kaum ein alter Patient, der nicht irgendwelche Präparate dieser Art nimmt. Genauso physiologisch ist der Tod. Sicher sind wir in der Lage, durch eine ausgeklügelte Notfallmedizin den akuten krankheitsbedingten Tod unter Umständen zu verhindern oder hinauszuschieben, aber der Tod gehört zur Natur des Lebens.

Eine etwa fünfzigjährige Patientin sagte mir eines Tages in der Sprechstunde, daß sie ein bestimmtes Präparat gegen das Altern nehme. Sie spüre zwar keine Wirkung, obwohl sie es jetzt schon drei Jahre nehme, aber es müsse wohl sehr gut sein. Und strahlend erzählte sie mir, daß sie eben dieses Präparat zufällig aus der Manteltasche eines sehr alten und sehr vitalen Arztes habe fallen sehen. Und wenn der es schließlich nimmt...

Sex und Medizin

In der Alltagsroutine haben wir längst vergessen, wie tief Medikamente in unser tägliches Familienleben eingreifen. „Die Pille" hat die Welt verändert.

Familienplanung ist zur Routine geworden. Erstmal ein paar Jahre noch kein Kind, dann möglichst die gewünschte Zahl im gewünschten Abstand. Die Generation unserer Eltern mußte noch ohne Pille auskommen. Es klingt für uns manchmal wie ein Bericht aus einer anderen Welt, wenn die Frauen von ihren Sorgen und Nöten damals berichten, von der ungeheuren Auswirkung auf das Sexualverhalten. Die Pille hat die Frauen befreit, nicht nur von der Angst der ungewollten Schwangerschaft, sondern sie hat ihr auch die Möglichkeit gegeben, bequem über ihren Körper selbst zu herrschen. Ein nicht unerheblicher Beitrag zu einem neuen, starken Selbstbewußtsein. Die Auswirkung auf das Sexualverhalten ist unverkennbar, und sicherlich ist der Umschlag ins Extrem der absoluten sexuellen Freiheit in erheblichem Maße davon mit ausgelöst worden.

Die Pille als Medikament hat jedoch nicht unerhebliche Nebenwirkungen, angefangen von erhöhter Thromboseneigung bis zu organischen Veränderungen der Leber, wenn auch die heutigen Antibabypillen in ihrem Wirkstoffgehalt mit den ersten Präparaten nicht mehr zu vergleichen sind.

Oft suchen Frauen ihren Arzt auf, bevor sie in Urlaub fahren. Die Menstruation würde in ihre Urlaubszeit fallen, das wäre ihnen unlieb, würde doch das Sexualverhalten in dieser Zeit beeinträchtigt. So tragen sie also den Wunsch an den Arzt heran, mittels hormoneller Präparate den Zyklus zu verändern, die Menstruation zu verschieben. Das alles ist möglich. Die medikamentöse Beeinflussung der Genitalorgane ist für die Frauen zur Routine geworden.

Männer haben noch eine erheblich zurückhaltendere Einstellung, jedoch wächst die Zahl derer, die mit Libido- und Potenzstörungen den Arzt aufsuchen. Noch ist die Potenz der Männer so etwas wie eine heilige Kuh. Das Gestehen einer Störung von Libido und Potenz, selbst dem Arzt gegenüber, wird nach wie vor als Eingeständnis einer Schwäche empfunden und belastet kolossal das Selbstwertgefühl. Der hierdurch ausgelöste Leidensdruck ist erheblich. Das angeschlagene Selbstwertgefühl belastet selbst das Verhalten im Beruf. Auch diese Patienten äußern oft die Bitte um medikamentöse Behandlung, während die Fragen nach der Ursache im allgemeinen verdrängt werden. Dabei sind organische Ursachen die selteneren. Oft sind es psychische Probleme, entstanden in Ehe oder Beruf, und ihre Lösung ist die Voraussetzung einer wahren Heilung. Hierzu bedarf es großen Einfühlungsvermögens und gegenseitigen Vertrauens. Pillen verschreiben und Pillen schlucken ist jedoch einfacher.

Manchmal sind es hausgemachte Probleme. Nach der Menopause werden Frauen von ihren Gynäkologen oft mit östrogenhaltigen Salben und Scheidenzäpfchen behandelt. Diese sollen die Schleimhaut der Scheide verjüngen und für eine bessere Flüssigkeitssekretion sorgen, was für einen ungestörten Geschlechtsverkehr von Bedeutung ist. Oft wird jedoch nicht bedacht, daß dabei eben auch die Penisschleimhaut des Sexualpartners mit den östrogenhaltigen Präparaten, also weiblichen Hormonen, in Berührung kommt. Sie werden selbstverständlich auch von dieser Haut aufgenommen und können so unter Umständen beim Mann zu Potenzstörungen führen. In diesem Falle hat wohl der Gynäkologe den Teufel mit Beelzebub ausgetrieben!

Die Tablette als Kommunikationsersatz und „Konfliktlöser"

Das Idealbild unserer Gesellschaft von Jugend, Leistungsfähigkeit und permanentem Glück ist nun einmal nicht zu verwirklichen. Wir dürfen nicht vergessen, daß die Unzufriedenheit für den Menschen eine wesentliche Triebfeder darstellt, etwas zu verändern. Ihre Bedeutung für die Entwicklung der Menschheit darf in keinem Fall unterschätzt werden. Heute wird die Unzufriedenheit in der Ehe oder im Berufsleben als Störung empfunden, als Störung des erhofften permanenten Glücks. Ihr Kondensat ist die Depression.

Unzufriedenheit ist keine definierte Krankheit, wie schon gesagt. Betrachte ich aber die Zahl der „Unzufriedenen", die täglich meine Sprechstunde besucht und die eben die Behandlung dieser Unzufriedenheit wünscht, erschrecke ich. Oft läßt sich in vertraulichen Gesprächen die Ursache der Unzufriedenheit eruieren. Es ist sogar möglich, daß dies dem Patienten hilft, sie durch Änderung von Verhaltensweisen oder durch anstehende Entscheidungen zu lösen. Besonders wichtig ist dies in der Ehe. Es sind insbesondere die Frauen, die die „Problemlösung" durch ein Medikament wünschen und Auseinandersetzungen lieber aus dem Wege gehen, die einfach ihre Ruhe haben wollen. Selbst das Angebot des Arztes, durch intensive Gespräche mit beiden Ehepartnern zur Problemlösung beizutragen, schlagen sie oft mit dem Argument aus: „Ach, schreiben sie mir doch lieber die

Tabletten auf, ich habe mich damit schon abgefunden." Haben sie eben nicht!

Die Entwicklung der Tranquilizer und Neuroleptika hat bahnbrechende Neuerungen in die moderne Medizin eingebracht. Wir können Unzufriedenheit und Depressionen unterdrücken, wir können den Menschen emotional abstumpfen, ausgleichen, kaltstellen. Wir können den Aggressiven sanft und friedlich machen, wir können den Niedergeschlagenen mit neuer Aktivität beseelen. Aber wir müssen nicht!

Inzwischen sind die Zahlen der Abhängigen von Tranquilizern erschreckend hoch, und nicht ganz zu Unrecht wird uns Ärzten die Schuld daran gegeben. Natürlich haben die Patienten gemerkt, daß die Überdeckung von Angst, von Unzufriedenheit, von Sorge und psychischer Not wesentlich einfacher und bequemer ist als die aktive Problemlösung. Ihre Forderungen sind eindeutig, ihre Argumente nicht immer von der Hand zu weisen. Die Medikation mit Tranquilizern ist weniger eine Medikation der Krankheiten, sondern sie ist zu einer Medikation sozialer Probleme geworden. Der unglücklich verheirateten Frau macht sie ihren Ehemann erträglich, wenn sie die Alternative der Scheidung und Trennung nicht wahrnehmen will. Dem Vortragenden mit Lampenfieber erleichtern sie souveränes Auftreten und ermöglichen einen gewissen Selbstbetrug. Manche Karriere wurde dadurch erst möglich. Wenn es nach Wunsch und Willen der Patienten ginge, so würde manches Kind, mancher Schüler bereits mit Tranquilizern oder Neuroleptika behandelt. Hier sehe ich die Aufgabe der Ärzte, zum Wohl ihrer Patienten Widerstand und Aufklärung zu leisten. Nicht alles, was machbar ist, ist auch gut, nicht alle Möglichkeiten moderner Medizin sind moralisch vertretbar.

Tranquilizer machen aus Löwen zahme Hauskatzen, was für etliche Spielfilme mit Tieren ausgenutzt wurde. Auf dieses Niveau dürfen wir uns nicht begeben, wir dürfen nicht das Potential der Unzufriedenheit, der Aggressionen medikamentös unterdrücken, vor allem dürfen wir das nicht zur Routine werden lassen.

Streß ist heute ein richtiger Modebegriff geworden, den sogar schon Erstklässler angesichts ihrer Hausaufgaben verwenden. Gemeint ist damit meistens Belastung oder Überlastung. Ursprünglich bedeutet „Streß" jedoch in etwa „Reiz", und damit sind sämtliche Reize gemeint, die aus der Umwelt auf unsere Sinnesorgane einwirken. Streß ist somit Voraussetzung, daß wir überhaupt mit unserer Umwelt in Kommunikation treten können. Durch unsere Sinnesorgane sind wir in der Lage, auf Umweltreize zu reagieren, auf Lichtreize ebenso wie auf akustische Signale, auf Berührung ebenso wie auf Gerüche. Ein extrem fein ausgeklügeltes Nervensystem verarbeitet die einfließenden Reize sehr schnell, vergleicht sie mit früheren Erfahrungen und ermöglicht uns so zu reagieren. Daß eine sexuell erregende Berührung zu anderen Reaktionsweisen führen muß als der Griff in einen Brennesselstrauch, ist ja wohl verständlich. Unsere im Laufe des Lebens gesammelte Erfahrung soll uns dazu verhelfen, unangenehmen oder gefährlichen Situationen aus dem Weg zu gehen, angenehme Erfahrungen hingegen zu suchen. Eine übel schmeckende Frucht wird man nur einmal essen, den Genuß einer schmackhaften Speise jedoch gern wieder suchen. Auch wird man seine Zeit lieber in einer Gesellschaft mit netten und freundlichen Menschen bei anregenden Gesprächen verbringen als im Kreise aggressiver Menschen, die in einem eher die Gefühle des Ärgers und der Abneigung auslösen.

Eine einfache Berührung durch unsere Finger kann nicht nur die Eindrücke kalt/warm oder hart/weich vermitteln, sondern auch Schmerz, Ekel und Abscheu und nicht zuletzt sexuelle Erregung auslösen. Auf den Reiz reagiert somit nicht nur das entsprechende Organ, das heißt Auge, Ohr, Nase oder tastende Finger, sondern der Mensch als Ganzes mit seiner Vielfalt an Reaktionsmöglichkeiten. So gesehen, sind wir in wachem Zustand ständig Streß ausgesetzt.

Der englische Begriff „stress" bezeichnet hingegen ein Zuviel an Reizen oder einfach ein ungesundes Reizmuster. Wirken viele Eindrücke auf uns ein, die Ekel, Abscheu oder Ärger und Wut auslösen, und hält diese Einwirkung über längere Zeit an, ist es kein Wunder, daß unser Nervensystem darauf nicht mit Wohlbefinden reagiert.

Sicherlich sind unsere Lebensbedingungen heute geradezu paradiesisch zu nennen, wenn wir sie mit denen unserer Vorfahren vergleichen, die noch den täglichen Kampf um das nackte Überleben führen mußten. Wir brauchen nur die Situation unserer

Eltern zu betrachten, die noch im Krieg Entbehrungen und ständige Bedrohung durch den Tod ertragen mußten. Die gegen diese Zustände paradiesisch zu nennende Gegenwart hat jedoch auch ihre Tücken. Belegen wir den Begriff „Streß" mit dem Inhalt „Überlastung", so müssen wir auch diesen näher definieren.

Ich kenne über achtzigjährige Bauersfrauen, die noch mit aufs Feld gehen, um Kartoffeln auszumachen oder das Heu in der sommerlichen Mittagshitze auf dem Feld zu wenden. Sie erfreuen sich bester Gesundheit, obwohl sie in ihrem Leben nicht einen einzigen Tag Urlaub erlebt haben, obwohl sie ihr Leben lang körperlich hart gearbeitet und nebenher noch Kinder bekommen und aufgezogen haben. Sie sind bis auf die üblichen Einschränkungen durch das hohe Alter gesund, insbesondere zufrieden und mit sich und der Welt im Einklang.

Dagegen gibt es zum Beispiel den vierzigjährigen Bankangestellten mit geregelter 40-Stunden-Woche, eigenem Haus, repräsentativem PKW, der zweimal im Jahr mit der ganzen Familie in Urlaub fährt. Er spielt Tennis und fährt Ski, geht zum Stammtisch und ist im Verein tätig, braucht 20 bis 40 Zigaretten am Tag und jede Menge Kaffee und ist – um es kurz zu sagen – „vollständig fertig"!

Letzterer kommt dann zu mir in die Sprechstunde, klagt über Magenschmerzen, Schweißausbrüche, Herzrasen und Schlaflosigkeit. Er hat somit erhebliche Funktionsstörungen, mit einem Wort: er ist krank.

Wenn ich ihm nun nach diagnostischer Abklärung den Rat gebe, nicht mehr zu rauchen, das Kaffeetrinken einzustellen, statt die Abende im Verein oder am Stammtisch zu verbringen mal ruhig und gemütlich zu Hause zu sitzen und die Füße hochzulegen, so sieht er mich zunächst sicher verständnislos an. Das will er ja eigentlich nicht, das Rauchen aufgeben oder das Kaffeetrinken. Vereine und Stammtisch bedeuten ihm sehr viel, und sein Beruf macht ihm eigentlich auch Spaß. Auf Tennisspielen und Skifahren will er schon gar nicht verzichten. Nein, er möchte dies alles gerne so weitermachen, nur möchte er es besser vertragen können, und dafür gibt es ja sicherlich Medikamente!

Patienten den eigenen Raubbau an ihrer Gesundheit klarzumachen, ist außerordentlich schwierig. Daß in vielen Fällen die Hobbys und Freizeitverpflichtungen zu einer Art zweitem Beruf geworden sind und zu einer erheblichen Mehrbelastung beitragen, ist den meisten nicht bewußt. Zwar soll Skifahren und Tennisspielen angeblich gesund sein, allzu leicht wird dabei aber vergessen, daß man sich Freitagabend abgehetzt nach Feierabend mit der Familie ins Auto setzt und durch kilometerlange Blechlawinen in die Skigebiete quälen muß. Mit dem Hanghinunterfahren ist es nicht getan, Schlangestehen am Skilift, Kampf um einen Parkplatz oder einen Platz im Restaurant, ein regelrechter kleiner Kriegsschauplatz tut sich da auf. Nicht umsonst existiert mittlerweile der Begriff „Freizeitstreß". Das im täglichen Berufsleben anerzogene Verhalten, mit möglichst großer Geschwindigkeit möglichst viel gleichzeitig zu erledigen, wird auch auf das Freizeitverhalten übertragen. Phasen der Ruhe und Entspannung sind nicht eingeplant, für viele Menschen ist es gar nicht mehr möglich, einmal ruhig und entspannt zu sitzen, ohne Radio oder Fernsehen einzuschalten.

Und dann der Ruf nach der Tablette. Dafür gibt es doch sicher etwas! Selbstverständlich, gegen Schweißausbrüche, Herzrasen, hohen Blutdruck hat die Pharmaindustrie ein ganzes Waffenarsenal parat. Natürlich auch gegen Schlaflosigkeit, innere Unruhe und aufkeimende Depressionen. Hat der Patient einmal den ersten Schritt in diese Richtung getan, wird er zum Dauerpatienten, zum Dauerkonsumenten von Medikamenten, mit den Risiken der Gewöhnung und der Sucht. Wohin ein derartiger Lebensstil letztendlich führen kann, hat uns sehr deutlich die Affäre um den ehemaligen schleswig-holsteinischen Ministerpräsidenten Uwe Barschel gezeigt. Letztendlich wird die gesamte Persönlichkeit verändert und sicherlich werden Entscheidungsprozesse unter einer derartigen Medikation nicht nur positiv beeinflußt.

Als verantwortungsbewußter Arzt bin ich verpflichtet, zu warnen und notfalls Widerstand zu leisten. Im Sinne der Verpflichtung zur Gesunderhaltung oder der Widerherstellung der Gesundheit muß ich den Patienten immer wieder auf die Risiken seines Verhaltens aufmerksam machen. Einige Patienten sind bereit, ihren Lebensstil zu verändern, andere wechseln den Arzt. Damit müssen wir leben. Jedoch, wie schon gesagt, im Zeitalter zunehmender ärztlicher Konkurrenz und im Kampf um wirtschaftliches Überleben wird mancher Kollege schnell bereit sein, den Widerstand aufzugeben und zu verordnen. Wie war es denn im Fall Uwe Barschel? Wie wird es im Fall vieler tausend anderer Patienten wohl sein? Wenn schon amerikanische Jet-Piloten Aufputschmittel bekommen, um Langstreckenflüge ohne Ausfälle zu überstehen, wieviele Entscheidungsträger in Chefetagen unserer Wirtschaftsunternehmen stehen dann wohl unter Dauermedikation?

Aber nicht nur in Chefetagen spielt sich das ab, auch in der Fabrik und am Fließband. Es sind eher Unzufriedenheit und Ärger, die krank machen, als die körperliche Belastung. Unzufriedenheit und Ärger kann man nicht immer vermeiden, Konflikten möchte man jedoch aus dem Wege gehen, und so stellt sich die Frage nach medikamentöser Hilfe. Auch hier wieder Magenschmerzen, Schlafstörungen, Bluthochdruck und Herzrasen. Auch hier wieder Zigaretten, Kaffee und Alkohol, als I-Tüpfelchen fehlt noch die Beruhigungspille!

Ärger ist eine wichtige menschliche Reaktion auf unangenehme Lebensumstände. Ursprünglich ist er wohl dazu gedacht, den Menschen zur Veränderung anzutreiben. Er ist somit als positive Triebfeder zu werten. Hätte sich niemand über Schmutz, Dreck und Pfützen auf den Straßen geärgert, wäre wohl nie Straßenpflaster oder später Asphalt erfunden worden. Auch erst der Ärger über die nassen Kleider hat den Regenschirm ersinnen lassen.

Es ist durchaus möglich, Ärger medikamentös zu unterdrücken. Jedoch stumpft damit das gesamte emotionale Spektrum des Menschen drastisch ab. Diese Abstumpfung ist vielen sehr angenehm. Was für die Arbeiter die vier, fünf, sechs Bier nach Feierabend sind, sind für andere Bevölkerungsschichten Valium und ähnliche Tranquilizer. Besonders gefährdet sind die Berufsgruppen, die weder an oberster noch an unterster Stelle in der Rang- und Hackordnung stehen, sondern genau dazwischen. Diejenigen, die von oben Druck bekommen und ihn nach unten weitergeben müssen und umgekehrt, diejenigen, die zwischen allen Stühlen sitzen, sind am ehesten gefährdet, durch Unzufriedenheit und Ärger krank zu werden. Bei diesen Menschen ist auch die Zahl der Alkoholiker erschreckend hoch. Manchem kann hier nur geholfen werden, indem man ihm dringend zum Arbeitsplatzwechsel rät, um dieser Situation zu entkommen.

Doch vielen erscheint der Gedanke an eine kleine finanzielle Einbuße und Einschränkung des Lebensstandards unerträglich, auch wenn es andererseits um die Erhaltung der eigenen Gesundheit geht. Es erscheint eben einfacher, Konflikte erträglich zu machen, als sie zu beseitigen.

Schlafen und Wachen

Wir sind mit dem elektrischen Licht groß geworden, ein Großteil der Weltbevölkerung muß noch heute darauf verzichten. Die Erfindung der Glühbirne liegt noch gar nicht so lange zurück, und unsere Vorfahren sind noch „mit den Hühnern" ins Bett gegangen und aufgestanden. Herr Edison hat uns ermöglicht, die Nacht zum Tage zu machen. Ohne elektrisches Licht wäre auch eine Stadt wie Berlin heute nicht „durchgehend geöffnet", wie es in dem entsprechenden Werbeslogan so betont wird. Zudem hat das Fernsehen in die häusliche Stille eine Fülle von Unterhaltung, Information und Ablenkung gebracht. Zwar läuft der Apparat noch nicht überall rund um die Uhr, aber wir sind nicht mehr weit davon entfernt.

Beim Morgengrauen ging der Bauer an die Arbeit, bei Sonnenuntergang mußte das Tagwerk geschafft sein. Heute gibt es Schicht- und Nachtarbeit. Schlaf- und Wachphasen, die früher zwangsläufig an den Hell/Dunkel- oder Tag/Nacht-Rhythmus gekoppelt waren, sind jetzt von diesen natürlichen Bedingungen losgelöst worden. Schlafstörungen sind bei vielen Schichtarbeitern ebenso bekannt wie bei Menschen, die mit Flugzeugen mehrere Zeitzonen überspringen. Sie lassen sich von Schlafmitteln helfen.

Daß jemand morgens um sechs Uhr nicht frisch und ausgeruht zur Arbeit gehen kann, wenn er am Vorabend bis zwei Uhr früh das Fernsehprogramm verfolgt hat, ist wohl leicht einsehbar. Die meisten würden sonst schon aus Langeweile früher ins Bett gehen. Zuwenig Schlaf bedeutet zuwenig Erholung; dies hat Einfluß auf die Leistungsfähigkeit. Der Wunsch nach Abhilfe entsteht schnell. Es gibt heute eine Vielzahl von Präparaten, die schlafanstoßend oder schlafvertiefend und -verlängernd wirken. Allen gemeinsam ist das Risiko der Gewöhnung. Einige stören die normale Erlebnisverarbeitung im Schlaf und im Traum und können somit zu gefährlichen Persönlichkeitsveränderungen führen. Trotz alledem ist der Schlafmittelkonsum ungeheuer hoch, auch hier hat zunächst der Glaube an die neue pharmakologische Möglichkeit den Blick für Risiken und Gefahren verschleiert. Ist der Patient erst einmal an sein Schlafmittel gewöhnt, kann er sich nur mit Schwierigkeiten wieder entwöhnen.

Wie schön ist es hingegen, Menschen zu erleben, die ohne Fernsehen leben, und das sind heutzutage nur noch sehr wenige. Sie widersetzen sich dem Eindringen der allgegenwärtigen Medien in ihre Privatsphäre. Sie gehen ins Bett, wenn sie müde sind und nicht, wenn der Krimi zu Ende ist. Sie können den Abend gemütlich im Sessel verbringen, ohne durch künstlich erzeugte Spannung aus ihrer Ruhe gerissen zu werden. Diese Menschen brauchen kein Schlafmittel.

Der alte Mensch: Pflegeerleichterung und Ruhigstellung

Besonders problematisch ist heutzutage die Situation der alten Menschen. Viele leben losgelöst aus ihrem Familienverband, die Kinder sind längst aus dem Haus, der Ehepartner unter Umständen schon verstorben. Die Zahl der Ein-Personen-Haushalte ist ständig im Steigen begriffen, und insbesondere die Zahl alter, alleinlebender Frauen ist sehr hoch. Während ihrer beruflichen Tätigkeit freuen sich viele auf ihr Rentnerdasein. Ist es jedoch dann soweit, ergibt sich eine Fülle von Problemen. Finanziell ist man abgesichert, man kann sich im allgemeinen einen erträglichen Lebensstandard leisten. Für die meisten Frauen ändert sich zunächst wenig, da ihre Tätigkeit in Haushalt und Familie unverändert weitergeht, während sich die Männer nach dem Ausscheiden aus dem Berufsleben Ersatz bei Hobby oder Tätigkeit in Vereinen und ähnlichem beschaffen müssen. Viele treibt es ziellos durch die Gegend, sie ziehen mit ihren Mitrentnern unter Umständen von Kneipe zu Kneipe. Für viele Männer ist der Verlust einer beruflichen Tätigkeit verbunden mit einer sozialen Isolation. Der Kontakt zu den Arbeitskollegen, die Gespräche am Arbeitsplatz fehlen. Man findet sich plötzlich aus einer sozialen Gemeinschaft ausgestoßen. Es mangelt oft an sinnvoller Betätigung. Dies führt sehr schnell zur Passivität und letztlich dazu, daß man sich das Fernsehprogramm von Anfang bis Ende ansieht, um wenigstens abgelenkt zu sein.

Die innere Unzufriedenheit und mangelnde Auslastung der eigenen Fähigkeiten führt dann schnell zur Krankheit. Vielen ist ein Teil des Lebenssinns genommen, und so fehlt ihnen auch der Wille zu Gesundheit oder Heilung. Sie neigen dazu, sich selbst aufzugeben. In einer solchen Situation sind auch beste technische medizinische Möglichkeiten oft vergebens.

Noch tragischer ist die Situation plötzlich alleinstehener, alter Männer, die jetzt neu lernen müssen, sich selbst zu versorgen. Gerade in dieser Gruppe ist die Suizidrate unerhört hoch. Viele sprechen ganz offen mit mir über diese Möglichkeit, ohne daß man sie als psychisch krank bezeichnen kann. Sie verlieren einfach die Lust am Leben, das Leben wird zur Last. Die soziale Isolation, der soziale Tod bahnt den Weg in Krankheit und physischen Tod.

Frauen kommen im allgemeinen durch die Tatsache, daß sie sich selbst versorgen können, besser allein zurecht. Außerdem sind sie meist über viele Jahre gewohnt, tagsüber alleine zu Hause zu sein, weil der Ehemann zur Arbeit ging, und die Kinder bereits aus dem Hause waren. Aber auch bei ihnen gibt es Beispiele schnellen psychischen Zusammenbruchs.

Jahrelang habe ich ein Ehepaar betreut, beide weit über Siebzig. Der Ehemann war durch mehrere Schlaganfälle körperlich und geistig erheblich beeinträchtigt und zum Pflegefall geworden. Seine Ehefrau war sehr vital und aktiv, hatte sich eigentlich ihr Leben lang mit ihm in ständigem Kriegszustand befunden. Auch jetzt mußte man immer wieder den Eindruck gewinnen, ihr sei nichts lieber als das möglichst baldige Ableben ihres Ehepartners, um dann befreit zu neuer Entfaltung zu gelangen. Zu meiner Überraschung verlief jedoch die Entwicklung gänzlich anders: Nach dem Tod des Ehemannes fiel sie in eine tiefe Depression, hatte zu nichts mehr Lust und selbst ihre tägliche Hausarbeit wuchs ihr über den Kopf. Vorübergehend mußten Psychopharmaka eingesetzt werden, um ihr aus der absoluten Passivität herauszuhelfen. Nach Stabilisierung der Situation klagte sie immer wieder darüber, daß sie niemanden mehr habe, für den sie sorgen könne, eigentlich sei sie ohne Aufgabe und nur noch unnütz auf der Welt. Die Kinder leben weit entfernt, und sie sieht sie ein- oder zweimal im Jahr. Sie lebt weiter, aber ist nur noch ein Schatten ihrer selbst. Ihrer Last beraubt, ihrer Aufgabe, den kranken Mann zu pflegen, sah sie sich plötzlich auch ihrer sozialen Funktion beraubt. Auch in diesem Fall war es das Eintreten des sozialen Todes, der Isolation, das ihr Leben sinnlos erscheinen ließ und Freude und Lebenswillen nahm.

Sie ist nicht psychisch krank, sie ist nicht depressiv im Sinne einer krankhaften Verarbeitung ihrer Umwelt, sie erlebt nur hautnah und sehr real ihren sozialen Tod. Was sollen hier Antidepressiva und Stimmungsaufheller? Was sollen hier insbesondere Beruhigungsmittel, Schlafmittel und Tranquilizer? Die können übertünchen, zudecken, sie können aber nicht die soziale Situation verändern. Hier ist nicht der Mensch krank, hier ist die Situation krank.

Mehrfach habe ich versucht ihr klarzumachen, daß sie in einem Seniorenheim sehr schnell wieder Kontakt finden würde und unter Umständen neue Energien entfalten könnte. Nur allein das Wort „Heim" erzeugt aber soviel emotionale Abwehr, daß es schwierig ist, darüber sachlich zu diskutieren. Es beinhaltet den Begriff des Abgestelltseins, des Entmündigtseins, und vor allem macht es vielen die Nähe ihres Lebensendes bewußt, was sich sonst ganz gut verdrängen läßt. Die Menschen, die bewußt ins Seniorenheim gehen, noch zu einer Zeit, wo sie keine Pflegefälle sind, kommen im allgemeinen gut zurecht, finden Kontakte und neue Möglichkeiten der Lebensgestaltung. Die meisten warten aber so lange, bis sie ins Pflegeheim müssen, oder sie halten sich krampfhaft an der Hoffnung fest, daß doch noch eines der Kinder sie aufnehmen wird.

Das Alleinleben wird für viele zur Qual. Was sollen sie machen mit der ganzen Zeit? Wenn sie nur sechs Stunden Schlaf brauchen, so bleiben immer noch 18 Stunden übrig. Was tun in der ganzen Zeit? So gehen viele bereits abends um 21 Uhr ins Bett und wundern sich, daß sie um drei Uhr morgens dann schon wieder munter sind und nicht weiterschlafen können. Auch hier sehr schnell der Griff zur Schlaftablette, um den Genuß des sanften Einschlummerns erleben zu können. Soll ich ihnen die Schlaftabletten verweigern? Ihre Situation und Resignation ist in vielen Fällen nicht zu ändern. Die Wohnung zu wechseln oder umzuziehen ins Heim, erscheint vielen als ein unerträglicher Gedanke, selbst wenn sie einsehen, daß es beispielsweise für die alleinstehende Frau nicht sinnvoll ist, in derselben Wohnung zu leben, in der sie mit Mann und zwei Kindern gelebt hat. Die Wohnung wird gehalten und verteidigt wie eine Bastion. Das nächtelange Wachliegen und Grübeln führt nicht eben zu besserer Gesundheit, und so muß man in diesem Fall die Schlafmittel wohl als Notlösung akzeptieren. Auch findet hier oft eine Flucht in die Krankheit statt, wobei man annehmen müßte, daß bei mangelndem Lebenswillen die Behandlung der Krankheit nicht mehr so wichtig sei. Doch auch die Patienten, die ganz klar betonen, sie hätten am Weiterleben kein Interesse mehr, sind noch sehr an ihrem Blutdruck interessiert und würden auf keinen Fall aus freien Stücken auf ihre Herztablette verzichten. Oft ist der regelmäßige Besuch des Hausarztes ihr einziger Kontakt, die einzige Situation, bei der sie sich ein bißchen aussprechen können. So bleibt dann auch oft die Behandlung der eigenen Zuckerkrankheit, der Herzschwäche, des Bluthochdrucks die einzige wesentliche Aufgabe in ihrem Leben. Gerade diese Patienten halten sich oft mit erstaunlicher Selbstdisziplin an diätetische Einschränkungen, die zum Beispiel bei der Zukkerkrankheit notwendig sind. Gerade sie nehmen mit absoluter Präzision ihre Medikamente ein.

Gänzlich anders ist die Situation der alten Menschen, die noch in die Familie eingebunden sind. Dies ist gerade im bäuerlichen Milieu noch üblich, und hier findet sich eine Vielzahl alter, zufriedener und relativ gesunder Menschen. Auch hier kommen die Frauen problemloser zurecht, wenn sie alleinstehend sind. Alte Männer, die ihre Ehefrauen verloren haben, werden oft zu Familientyrannen, die die Versorgung, die sie durch ihre Ehefrau bekamen, nun ebenso von den anderen Familienmitgliedern erwarten. Sehr oft kommt es dann zu Auseinandersetzungen mit der Tochter oder Schwiegertochter. Nun sind es die Angehörigen, die an den Arzt mit der Frage herantreten, ob man dem Opa denn nicht etwas geben könne, damit er friedlicher werde. Selbst hier werden sehr schnell soziale Konflikte in den medizinischen Bereich abgewälzt, das auffällige Verhalten wird als krankhaft gedeutet. Nicht selten wird der Hausarzt auch bei handfesten Familienstreitigkeiten gerufen, mit der Bitte, doch dem einen oder anderen der Streithähne eine Spritze zu verpassen. Es ist manchmal gar nicht so einfach, ohne Verordnung aus einer solchen Situation herauszukommen!

Bei Fortbestehen der Schwierigkeiten scheuen sich die meisten kaum, den Arzt zu bitten, doch den Großvater oder die Großmutter in eine psychiatrische Klinik einzuweisen, um dort den Uneinsichtigen zur Einsicht bringen zu können. Persönlichkeitsveränderungen sind nicht selten im hohen Alter. Oft stellen sich allerdings nur charakterliche Eigenschaften noch deutlicher dar, die bereits früher ausgeprägt vorhanden waren. Der Sparsame wird geizig, die Ordnungsliebende pedantisch, der Aggressive zum Tyrannen. In all diesen Situationen ist schnell der Ruf nach medikamentöser Behandlung zur Hand, obwohl es sich nicht um krankhafte, behandlungswürdige Befunde handelt, sondern um charakterliche und soziale Probleme. Einige können durch intensive Gespräche gelöst oder zumindest gemildert werden, andere Probleme und Konflikte bleiben dagegen unlösbar. Dies einzusehen, fällt beim Aberglauben an die Allmacht der modernen Medizin ausgesprochen schwer. Oft werden andere Ärzte und Heilpraktiker konsultiert, um doch noch eine vermeintliche Lösung zu finden.

Im Pflegeheim ist die medikamentöse Steuerung des Verhaltens zur alltäglich angewandten Methode geworden. In größeren sozialen Gemeinschaften ist eine gewisse Disziplin und Anpassung erforderlich, die organisatorischen Probleme wären sonst kaum zu bewältigen. Es gibt eben dreimal täglich zu bestimmten Zeiten Essen und nicht, wenn der Bewohner gerade Hunger hat. Anpassungsschwierige oder widerspenstige Mitbewohner werden dann sehr oft zur Pflegeerleichterung medikamentös behandelt. Die Palette reicht von Schlafmitteln über Tranquilizer zu Neuroleptika und Psychopharmaka, mit denen der Patient in jede gewünschte Lage zu bringen ist. Auch die Nahrungsverweigerung kann so durchbrochen werden, damit alles zur Aufrechterhaltung vegetativer Funktionen getan werden kann. Kein Pflegeheim würde die bewußt geäußerte Nahrungsverweigerung eines Patienten akzeptieren, weil jeder Betreuer Angst hätte, dann am Tod des Patienten mit schuld zu sein. Folglich versucht man, medikamentös den Willen des Patienten zu brechen und ihn gegen seinen Willen am Leben zu erhalten. Oft ist hierzu die absolute Ruhigstellung notwendig, die den intelligenten und willensbegabten Menschen zu einem auf das Vegetativum reduzierten Wesen macht.

Die chemische Zwangsjacke in der Psychiatrie

Psychisch Kranke, psychisch Auffällige, Minderbegabte und Debile hat es zu allen Zeiten gegeben. In bäuerlichen, dörflichen Sozialstrukturen war ihre Integration relativ unproblematisch. Eingebunden in den Schutz der Familie oder der dörflichen Gemeinschaft, wurden sie mit Aufgaben betraut, die ihnen angemessen waren. Debile und Minderbegabte stellten somit keine große Belastung dar. Die Schizophrenen waren zu allen Zeiten einer größeren Aufmerksamkeit sicher. Einerseits als Besessene angesehen, andererseits als Sehende oder sogar Weise, spielten sie eine besondere Rolle in den jeweiligen Kulturen. Es wurde sogar ihr Suizid akzeptiert.

Seit Beginn der industriellen Revolution mit ihren großen sozialen Umschichtungen, ergab sich das Problem der Einbringung der psychisch Kranken und Auffälligen. In den Kleinfamilien war für sie kein Platz mehr, und so begann ihr Leidensweg in Einrichtungen, die als Irrenanstalten bekannt wurden. Unter dem Zwang der kasernierten Unterbringung wurde das Leiden sicher vielfach größer. Das Symbol dieser Entwicklung ist die Zwangsjacke geworden. Erst die Entwicklung moderner Neuroleptika und Psychopharmaka hat die Zwangsjacke überflüssig werden lassen. Am Problem der Unterbringung dieser Patienten hat sich nichts geändert. Nach wie vor stören sie den reibungslosen Ablauf unserer Leistungsgesellschaft, können weder in kleinen Familien noch in größeren sozialen Gemeinschaften entsprechend versorgt und untergebracht werden. Weiterhin erfolgt die Kasernierung in Landeskrankenhäusern. Das Problem wird dadurch scheinbar aus der Welt geschafft, daß es den meisten Menschen aus den Augen genommen wird. Hat die Anwendung moderner Medikamente die physische Gewaltanwendung weitestgehend unnötig gemacht, so birgt sie doch die Gefahr des Mißbrauchs in sich. Medikamente in Form von Tabletten und Spritzen sind leicht zu geben, und es besteht kaum eine Hemmschwelle wie bei der Anwendung physischer Gewalt. So passiert es, daß Patienten, die eigentlich sehr viel Zuwendung brauchten, aus Bequemlichkeit ruhiggestellt werden.

Von der Möglichkeit, mit Psychopharmaka nicht nur psychisch Kranke, sondern auch Andersdenkende außer Gefecht zu setzen und in psychiatrischen Anstalten zu kasernieren, weiß die Geschichte vielfältig zu berichten. Auch hier sind die Möglichkeiten der Beruhigung, der Disziplinierung und insgesamt der Erleichterung der Führung verführerisch, und Mißbrauch ist nicht auszuschließen. Erst in jüngster Zeit zeigen sich wieder Tendenzen, die psychisch Kranken erneut in unsere Gesellschaft zu integrieren und aus ihrer kasernierten Situation zu befreien. In Rehabilitations-Zentren und kleinen psychiatrischen Wohngemeinschaften scheint es möglich, vielen ein lebenswertes Leben zu bieten, auch wenn es nicht gelingt, sie voll in unseren geheiligten Produktionsprozeß zu integrieren. Diese Ansätze geben Hoffnung. Sie wären sicherlich nicht denkbar ohne die positiven Möglichkeiten der psychiatrischen Pharmakologie.

5. „Do ut des": Der Arzt auf dem Weg zur Prostitution

Die rasante Entwicklung der medizinischen Möglichkeiten hatte die „Macher" zu höchstem Ansehen gebracht. Die Patienten sahen in ihnen die „Halbgötter in Weiß". Mit der flächendeckenden Verbreitung gut ausgebildeter Ärzte und gut ausgestatteter Krankenhäuser gewöhnte sich der Mensch an die schnelle, unkomplizierte ärztliche Versorgung. Das Sensationelle ist heute Routine, der spektakuläre Erfolg zum Normalen degradiert. Ging man früher mit Hoffnung auf Heilung zum Arzt und war dankbar für jede Hilfe, demonstriert man heute sein Recht auf Heilung, die man dann als selbstverständlich erwartet. Ist diese nicht vollständig möglich oder nicht vollständig gelungen, sieht man sich um sein Recht betrogen und zieht sehr schnell die Möglichkeit eines schuldhaften Versagens des Arztes als Ursache hierfür in Erwägung.

Wehleidigkeit und Anspruchsdenken

Der Halbgott in Weiß ist längst von seinem Sockel geholt. Die bereits beschriebene Massenverbildung durch unsere Medien, gefährliches Un- und Halbwissen, verzerren das Bild der Möglichkeiten der modernen Medizin. Die Patienten erwarten zunehmend Wunder von der Medizin-Technik und von den behandelnden Ärzten.

„Das Anspruchsdenken ist nicht leicht in all seinen Wurzeln zu erklären. Sicher ist es das Resultat eines Zirkelkreises, in dem sich eine schwindende Leid-Erfahrung, das Bewußtsein, es sei alles machbar, die Meinung, man könne für hohe Versicherungsbeiträge alles verlangen, und die totale Ahnungslosigkeit von den zerstörerischen Einflüssen eigenen gesundheitswidrigen Verhaltens zu maximaler Kostenträchtigkeit verquicken. Man sucht den Arzt häufiger auf, der Arzt verschreibt mehr, macht mehr Diagnostik und Therapie mit kostspieligen Apparaten.

Daß das aber von der Mehrzahl der Bürger selbst bewirkt wird, bleibt eben diesen Bürgern dunkel." So schreibt Schäfer in seinem „Plädoyer für eine neue Medizin" (35).

Das Überangebot an ärztlichen Versorgungsmöglichkeiten sowie der Anspruch auf kostenlose Behandlung lassen den Patienten auch mit kleineren Befindlichkeitsstörungen oder nicht behindernden chronischen Erkrankungen schnell den Arzt aufsuchen. Eine zunehmende Wehleidigkeit und ein zunehmendes Anspruchsdenken schaukeln sich gegenseitig auf. Alles muß machbar sein. Schafft es der Hausarzt nicht, wird es wohl an ihm liegen, und die Wanderung durch die Fachpraxen beginnt. Das Arzt/Patient-Verhältnis ist also leider weitgehend entpersonalisiert. Vom Berater und Heiler ist er zum Verteiler medizinischer und sozialer Errungenschaften geworden. Er liefert den Zugang zur medizinischen Technik durch eigene Geräte oder durch Überweisungen zu niedergelassenen Spezialisten beziehungsweise in diagnostische Zentren größerer Krankenhäuser. Auch die Verteilerfunktion für Medikamente hat er inne, und man hat oft den Eindruck, daß er im Ansehen des Patienten eine ähnliche Entwicklung durchmachen wird wie der Apotheker. Dieser wurde vom hochangesehenen Spezialisten für die Herstellung von Arzneimitteln zu fast reiner Verkäuferfunktion degradiert.

Allerdings kann der Patient seinen Arzt auch positiv beeinflussen. Der Patient, der hilfesuchend mit Beschwerden zu seinem Arzt kommt, wird ihn sicher zum Einsatz seiner ganzen Persönlichkeit und seiner ganzen Fähigkeit bewegen können, um Ursachen abzuklären und gegebenenfalls die geeignete Therapie anzuwenden. Die vertrauende Erwartungshaltung (was der Begriff „Patient" ja noch zum Ausdruck bringt) ermöglicht erst die Kooperation, in die der Arzt all sein Wissen und Können einzubringen vermag. Üblicherweise, und das berichten mir viele meiner Kollegen, ist das Verhältnis zu solchen Patienten in der Praxis gut und herzlich und für beide Seiten ausgesprochen befriedigend. Der Patient kann sich ebenso auf seinen Arzt verlassen wie dieser auf die ehrliche Kooperation seines Patienten.

Der andere Patiententyp, der den Arzt aufsucht, um ein bestimmtes Kopfschmerzmittel oder ähnliches verschrieben zu bekommen oder nichts weiter als eine Krankmeldung oder eine

Kur wünscht, fordert nicht die eigentlich ärztliche Funktion des Arztes, sondern diese außerärztlichen Tätigkeiten, die den Kassenarzt belasten und ihm lediglich eine Verteilerfunktion aufbürden. Oft ist das vorsichtige Nachfragen schon von einer unverhohlenen Forderung abgelöst. Den Patienten ist nicht unbekannt, daß der selbständige Arzt letztendlich wirtschaftlich abhängig ist von der Zahl seiner Patienten. Dies erhöht die Versuchung, die durch die zunehmende Arztdichte vorhandene Konkurrenzsituation gezielt auszunutzen. Nicht selten habe ich erlebt, daß Patienten bereits derartige Forderungen an der Anmeldung meinen Mitarbeiterinnen vortragen. Wird ihnen dann jedoch mitgeteilt, daß zunächst eine Konsultation des Arztes notwendig sei, erfolgt die Reaktion: „Dann gehe ich eben zu einem anderen Arzt!" Welch ein Armutszeugnis, aber auch welch ein Niedergang des Arztbildes im Bewußtsein dieser Patienten!

Diese beiden Extreme gehen fließend ineinander über. Sonst sehr vernünftige und sehr nette Patienten kommen plötzlich mit der Bitte um Verordnung von Massagen oder Thermalbädern, oft begleitet von der fast entschuldigenden Erklärung, „Frau sowieso" oder „Herr sowieso" bekomme schließlich auch welche. Sie sehen nicht mehr den Bezug eines Therapeutikums zur Krankheit, sondern lediglich einen Bezug zur Person. Der „Gewinn" durch das Rezept rangiert deutlich höher als die Tatsache einer sinnvollen Therapie. Der Arzt gerät sehr schnell in Grenzzonen, in denen es schwer wird, seine Motive sachlich klar herauszuschälen. Dieses „do ut des", „eine Hand wäscht die andere", du kriegst meinen Krankenschein und dafür kommst du mir entgegen, ist ein deutliches Beispiel für die Entpersonalisierung des Arzt/Patienten-Verhältnisses und die Degradierung der Beziehung auf eine reine Geschäftsbasis.

Sind die Massagen nicht vom Hausarzt zu erhalten, versucht man eine Überweisung zum Orthopäden zu bekommen. Die zusätzlich entstehenden Kosten durch die erneute Konsultation eines anderen Arztes, durch erneute technische Untersuchungsverfahren wie Röntgen usw. tun dem Patienten ja nicht weh. Die auf diese Weise zustandekommenden Facharztkonsultationen dürften die Krankenkassen in einem erheblichen Maße belasten.

Nun, wie schon gesagt, gerade in der Allgemeinpraxis, oder wie bei mir in der Landpraxis, ist die Zahl der vernünftigen und kooperativen Patienten noch sehr hoch. Mit Schilderung dieser negativen Beispiele möchte ich nicht in Schwarzmalerei verfallen, aber die Zahl der Wermutstropfen, die auf diese Weise in die erfüllende ärztliche Tätigkeit fallen, nimmt zu. Wie sieht das erst aus in den großen Ballungsräumen! In Städten wie Freiburg, so sagt man, sei das Hausarztprinzip bereits bestens erfüllt: in jedem Haus ein Arzt! Der zunehmende Konkurrenzdruck und die zunehmende Schwierigkeit der wirtschaftlichen Situation können den Arzt durchaus dazu bringen, seinem Patienten in jeder Weise entgegenzukommen, um ihn zu halten.

Wo bleibt das Vorbild?

War in den archaischen Kulturen der Heiler, der Arzt ein Weiser mit Vorbildfunktionen, so sind wir heute in vielen Fällen weit ab davon. Für den Patienten hängt die Autorität des Arztes wesentlich ab von dessen Lebens- und Arbeitsstil, seiner Zuverlässigkeit, seinem Verantwortungsbewußtsein und seiner Erreichbarkeit, denn die Beurteilung der fachlichen Qualität ist ihm fast immer verschlossen! Welchen Glauben kann der Patient einem Arzt schenken, der ihm (aufgrund einer bestimmten Erkrankung) das Rauchen untersagt, in dessen Kitteltasche aber unschwer die eigene Zigarettenlieblingsmarke zu erkennen ist? Wie glaubhaft ist für ihn der Arzt, der nicht mehr weiß, was er vor zwei Monaten verordnet hat und der längst vergessen hat, weswegen er damals bei ihm war? Wie wirkt der Arzt auf den Patienten, der um dringenden Hausbesuch ersucht, wenn jener erst nach drei Stunden erscheint? Oder derjenige, der nach 20 Uhr nicht mehr erreichbar ist und an Feiertagen wie Weihnachten, Ostern oder Pfingsten schon gar nicht. Wer sich Sonntag abends im Kreis seines Kegelklubs „die Hucke vollsäuft", braucht nicht damit zu rechnen, am Montag von seinen Kumpeln als ärztliche Autorität angesehen zu werden. Die Erwartungen der Patienten an die Verläßlichkeit und Erreichbarkeit ihres Hausarztes ist nicht hoch genug einzuschätzen. Allein die Tatsache, daß man rund um die Uhr erreichbar ist und bei Bedarf sehr schnell zur Stelle, bringt mehr Achtung ein als jede fachliche Glanzleistung. Auch trägt der Allgemeinarzt heute fast ausschließlich diese Bürde, denn mit Geschick haben sich die Gebietsärzte, wie Kinderärzte, Orthopäden, Gynäkologen und Nervenärzte, aus dieser Verantwortung dadurch herausgeschlichen, daß sie fast ausschließlich Überweisungen entgegennehmen und sich somit damit beruhigen können, daß bei Bedarf ja sicher der Hausarzt erreichbar sein wird. Auch dies hat in erheblichem Maße zum Zerfall des Ansehens der Ärzte in der Öffentlichkeit beigetragen. Jedes Jahr Weihnachten ist immer wieder die Not und Schwierigkeit, im Bedarfsfalle Hals-Nasen-Ohren- oder Augenärzte zu erreichen. Oft müssen meine Patienten über eine Stunde Fahrt in Kauf nehmen, um in der nächstliegenden großen Klinik Hilfe zu finden.

6. Illusion im sozialen Netz

Unsere gesetzlichen Krankenversicherungen und die gesetzliche Rentenversicherung garantieren uns im Falle der Erkrankung kostenlose Untersuchung und Behandlung. Bei drohender Invalidität stehen uns enorme Möglichkeiten an Rehabilitationsmaßnahmen zur Verfügung, und auch im Falle einer frühen Invalidität sind wir finanziell gut abgesichert. Dies sind jedoch keine medizinischen, sondern soziale Errungenschaften. Das sogenannte „soziale Netz" kann verhindern, daß man durch Erkrankung in soziale Not und Abhängigkeit gerät.

Dieser sozialen Absicherung steht eine mangelnde medizinische Absicherung gegenüber, die sich durch das Fehlen jeglicher Gesundheitsbildung auszeichnet. Sprechen wir in der Medizin von Prävention, so meinen wir in den meisten Fällen Vorsorgeuntersuchungen, und dies ist nichts anderes als eine Früherkennungsmaßnahme bereits bestehender Krankheiten und somit keine Prävention im eigentlichen Sinne. Kaum ein Patient liest das Kleingedruckte des Vertrages mit seiner Krankenkasse, in dem deutlich geschrieben steht, daß der Patient verpflichtet ist, alles in seiner Möglichkeit stehende zur Erhaltung und Wiederherstellung seiner Gesundheit zu tun. Weist man Patienten auf diese Zeilen hin, sind sie im allgemeinen völlig überrascht. Das goldene Zeitalter der Medizin ist ein dunkles Zeitalter der Prävention (Raab 31). Das Gefühl der Sicherheit durch Renten- und Krankenversicherung kann durchaus trügerisch sein, denn wenn man sie braucht, ist es in vielen Fällen bereits zu spät, um noch wirklich wieder gesund werden zu können. Liest man die Werbebroschüren der verschiedenen Krankenkassen oder ihre illustrierten Heftchen, die sie kostenlos an ihre Mitglieder versenden, so erhält man den Eindruck, daß alles bestens geregelt sei. Im Kampf der Kassen um Kunden, dies ist insbesondere bei den Ersatzkassen der Fall, bedient man sich der modernen Werbepsychologie und versucht, dem neuen Kunden einlullend das absolute Gefühl der Sicherheit zu vermitteln.

Auch private Versicherungen wie Unfallversicherungen, Lebensversicherungen usw. nutzen diese Methoden, denn auch bei ihnen geht es um das Geschäft. Nicht die Prävention und der Schutz des Menschen vor Krankheit oder Invalidität stehen im Vordergrund, sondern der wirtschaftliche Gewinn. Auf der einen Seite versucht man, an zahlende Kunden zu kommen, auf der Ausgabenseite setzen die Sparmaßnahmen an.

Es wird allzu leicht vergessen, daß die Krankenversicherungen nicht vor Krankheit schützen, sondern vor deren wirtschaftlichen Nachteilen. Sie sind eine soziale und keine medizinische Einrichtung. Das soziale Netz ist ein finanzielles Sicherungssystem und nichts weiter. Die Eigenverantwortlichkeit für die Gestaltung des Lebens und für die Gesunderhaltung wird hiervon nicht tangiert. Auf keinen Fall können wir diese eigene Verantwortung für unsere Gesundheit auf die Krankenkassen oder ähnliche Institutionen abschieben.

7. Opfer der Justiz

Bei der Darstellung der historischen Entwicklung unseres Gesundheitssystems habe ich bereits darauf hingewiesen, daß gesetzliche Regelungen des ärztlichen Berufsbildes erst entstanden sind, als diesem Berufsstand quasi hoheitliche Aufgaben übertragen wurden. Im übrigen jedoch war der Arzt frei, das heißt das Arzt/Patienten-Verhältnis vollzog sich zunächst in einem Freiraum, diese sehr innige Beziehung entzog sich weitgehend der öffentlichen Reglementierung und Kontrolle. Die Tätigkeit des Arztes ist von dieser ehemals großen Freiheit, in der er nur seinem Patienten verpflichtet war, heute sehr weit entfernt.

Mit der Formulierung des Grundgesetzes, das das „Grundrecht auf körperliche Unversehrtheit" beinhaltet, somit also auch das auf Gesundheit, ist diese Verpflichtung der sozialen Gemeinschaft noch deutlicher geworden. Die Zusammenschlüsse der Ärzte in Ärztekammern ermöglichen die Formulierung eines präzisen Standesrechtes, einer Ethik, ja sogar einer Standesgerichtsbarkeit. In diesem Standesrecht ist die Verpflichtung des Arztes gegenüber dem Patienten, gegenüber den Mitärzten und gegenüber der sozialen Gemeinschaft genau festgelegt. Der Bogen spannt sich von der Verpflichtung zur Hilfeleistung bis zum Werbeverbot für Ärzte.

Neben dieser Kammergesetzgebung, die für alle Ärzte gilt, ist die große Zahl der Kassenärzte an das Kassenarztrecht gebunden. Der Kassenarzt ist nunmehr nicht mehr allein seinen Patienten verpflichtet, sondern gleichzeitig auch der Solidargemeinschaft der Versicherten, über deren Geld er mittels seiner Tätigkeit und seiner Verordnungsweise verfügt. Auch hier sind also quasi hoheitliche Aufgaben entstanden, da er indirekten Zugriff auf öffentliche Gelder hat. Er steht so im Einzelfall in der Zwickmühle der Entscheidung für „Wunsch und Begehren des Patienten" und „Wunsch und Begehren der Solidargemeinschaft".

Vom selbstzahlenden Privatpatienten sind die Kosten der Diagnostik und Therapie sowie der Verordnung zunächst selbst zu tragen. Er bekommt so, wenn er versichert ist, wenigstens eine Information über die Kosten, die durch seine Behandlung ausgelöst werden, bevor er sie dann von der Versicherung erstattet bekommt.

Ganz anders der Kassenpatient, dem mit der Beitragszahlung ein kostenfreies Naturalleistungsangebot zur Verfügung steht. Hier sind weder die Kosten für Diagnostik und Therapie noch die Kosten für Arzneiverordnungen in irgendeiner Weise vorzustrecken, der Patient erhält hierüber auch keine Information. Es ist Aufgabe des Kassenarztes, die Leistungen und Medikamentenverordnungen auf das notwendige Maß zu beschränken. Ihm ist somit eindeutig eine „Bremserfunktion" zugewiesen, damit bei zunehmender Nachfrage nicht das Angebot über die Finanzierbarkeit hinaus anwächst. Jedoch auch hier ist der Arzt in seiner Entscheidung nicht völlig frei.

Der Kassenarzt rechnet heute die am einzelnen Patienten erbrachten Leistungen nicht mehr direkt mit dessen Krankenkasse ab. Zwischengeschaltet ist die Kassenärztliche Vereinigung, die als organisatorischer Zusammenschluß aller Kassenärzte deren Honorarforderungen auf Wirtschaftlichkeit prüft. Diese Vorgehensweise war jedoch in keiner Weise in der Lage, ein Anwachsen der Gesamtkosten einzudämmen. So wurde schließlich die Einzelleistungsvergütung abgeschafft und das Gesamthonorar „gedeckelt". Was bedeutet das im Detail für den Patienten?

Das bedeutet, daß die Krankenkassen pro Versichertem einen Fixbetrag an die Kassenärztliche Vereinigung bezahlen, gleichgültig, ob der einzelne ärztliche Leistungen beansprucht hat oder nicht! Die Tätigkeit der Kassenärztlichen Vereinigung besteht dann darin, diese Gesamtsumme an die abrechnenden Ärzte zu verteilen. Der zu verteilende Betrag bleibt also gleich, egal wieviel die Gesamtheit der Ärzte geleistet hat. Das bedeutet für den Arzt, daß er im Moment der Leistungserbringung nicht genau sagen kann, welchen Geldbetrag er als Gegenleistung dafür erhält.

Durch diesen genialen Schachzug ist es geglückt, die bestehende Verpflichtung des Arztes gegenüber der Solidargemeinschaft der Versicherten (und damit die Verpflichtung zur Wirtschaftlichkeit) nicht mehr nur an das Verantwortungsbewußtsein des einzelnen zu koppeln, sondern direkt an seinen Geldbeutel und den seiner Kollegen! Eine ausufernde Leistung auf diagnostischem und therapeutischem Gebiet schadet damit indirekt dem Einkommen aller Kassenärzte. Auch die zunehmende Nachfrage nach Leistungen von seiten der Patienten kann der Krankenkasse nun gleichgültig sein, denn steigende Kosten auf diesem Sektor haben allein die Ärzte auszubaden!

Damit hat sich die gesetzliche Krankenversicherung aus einer sehr wichtigen Verantwortung gestohlen: Sie vertritt letztendlich die Solidargemeinschaft und hat das Geld ihrer Versicherten ordentlich zu verwalten. Sie wäre deshalb auch verpflichtet, ausuferndes Anspruchsdenken einzelner Versicherter einzudämmen.

Es gibt Patienten, die täglich wegen Kleinigkeiten in der Praxis erscheinen oder mit immer wieder neuen Klagen diagnostische und therapeutische Zuwendungen erreichen möchten. Dem Arzt ist es nicht erlaubt, diesen Patienten den Zugang zu verwehren. Hinweise an die Krankenkasse, daß hier offensichtlich der Solidargemeinschaft ein Schaden zugefügt wird, führten in der Zeit der Einzelleistungsvergütung sicherlich zum Einschreiten des vertrauensärztlichen Dienstes. Der Vertrauensarzt ist aber heute überhaupt nicht mehr daran interessiert, da ja die Kasse nur einen Fixbetrag für den Patienten entrichten muß. Damit wird einem ausufernden Anspruchsdenken der Patienten und einer maximalen Ausnutzung im Sinne des „Herausholkomplexes" Vorschub geleistet.

In dieser wirtschaftlichen und juristischen Situation findet sich der Arzt nun allseits gebunden: gebunden an die Pflicht, die Gesundheit des Patienten zu erhalten, an die Pflicht, nach den Regeln der ärztlichen Kunst eine optimale Behandlung durchzuführen, gebunden an die Pflicht, die finanziellen Mittel der Solidargemeinschaft wirtschaftlich und verantwortungsbewußt zu verwalten, gebunden an die Pflicht gegenüber den ärztlichen Kollegen, Diagnostik und Therapie auf ein vernünftiges Maß zu beschränken, um nicht ständig weiter ihr Honorar zu beschneiden.

Der Arzt zwischen Patient und Arbeitgeber

Durch die Einführung des Lohnfortzahlungsgesetzes ist eine neue Gruppe auf den Plan getreten, der der Arzt verpflichtet ist: die Arbeitgeber! Führte früher die Krankschreibung eines Patienten zur Zahlung von Krankengeld, so war hierbei der Arzt bei der Abwägung des Für und Wider an die Verantwortung gegenüber der Solidargemeinschaft aller Versicherten gebunden. Denn ihre Mittel waren es schließlich, die jetzt dem arbeitsunfähigen Kranken zuflossen. Er konnte sich hierbei einer gewissen Kontrolle sicher sein, da die Krankschreibung gleichzeitig mit einer Information an den Versicherer über Diagnose und voraussichtliche Dauer der Arbeitsunfähigkeit verbunden war. Im Zweifelsfall war eine schnelle Kontrolle durch den vertrauensärztlichen Dienst der Krankenkasse gewährleistet.

Nach dem Lohnfortzahlungsgesetz gehen jetzt jedoch die Folgekosten in den ersten sechs Wochen voll zu Lasten des Arbeitgebers. Dieser erfährt nur die Tatsache der Arbeitsunfähigkeit und den voraussichtlichen Zeitraum. Die Diagnose unterliegt der Schweigepflicht und darf nur auf der Durchschrift der Arbeitsunfähigkeitserklärung der Kasse erscheinen. Der Arbeitgeber hat somit keine Kontrolle über den krankschreibenden Arzt. Er hat auch keine direkte Interventionsmöglichkeit, die den Krankenkassen durch ihren vertrauensärztlichen Dienst durchaus gegeben war und auch weiterhin ist.

Bei offensichtlichen Arbeitsunfähigkeiten wird es wohl kaum Probleme geben zwischen Arzt und Arbeitgeber. Probleme gibt es jedoch sehr häufig bei Bagatellerkrankungen und im Bereich psychosomatischer und psychischer Erkrankungen. Das gleiche gilt für Suchterkrankungen. Hier ist dem Arbeitgeber oft eine Einsicht in die Arbeitsunfähigkeit des Patienten unmöglich, aufgrund der Schweigepflicht ist im allgemeinen die Klärung der Situation juristisch nicht zulässig. So sind häufig Animositäten zwischen Arbeitgeber und Arzt wie auch zwischen Arbeitgeber und Arbeitnehmer unvermeidbar. Nur auf ausdrücklichen Wunsch des Patienten, was durchaus vorkommt, kann ein klärendes Informationsgespräch zwischen allen drei Beteiligten Spannungen entschärfen und unter Umständen zusätzliche Hilfen für den Patienten mobilisieren. Der Arzt hat jedoch häufig

Prellbockfunktion, und nicht selten bekommt er Aggressionen von beiden Seiten zu spüren.

Leider erfolgt die Krankschreibung immer undifferenziert, man ist arbeitsfähig oder arbeitsunfähig, Abstufungen sind nicht möglich. Ein handwerklich tätiger Arbeitnehmer, der sich einen Finger gebrochen hat, ist so arbeitsunfähig, obwohl er unter Umständen in seinem Betrieb mit einer Tätigkeit betraut werden könnte, bei der er die verletzte Hand nicht benötigt! Das gleiche gilt für eine Sekretärin, die natürlich mit einem eingegipsten Finger nicht Schreibmaschine schreiben kann, jedoch durchaus als Telefonistin einsetzbar wäre. Die Möglichkeit einer differenzierten Krankschreibung, wie sie zum Beispiel bei der Bundeswehr durchaus üblich ist, würde dem Arbeitgeber neue Möglichkeiten eröffnen und helfen, große Summen einzusparen. Dies ist jedoch bisher aufgrund von Interventionen der Gewerkschaften politisch nicht durchsetzbar gewesen. Eine derartige Lösung würde jedoch für alle Beteiligten, Arbeitgeber, Arbeitnehmer und Arzt, gut akzeptable Freiräume schaffen.

Wenn man bedenkt, daß die Kosten der Lohnfortzahlung allein 1987 29,1 Milliarden Mark betragen haben, und daß diese Summe durch ärztliche Krankschreibungen ausgelöst wurde, bekommt man eine Vorstellung von der immensen Bedeutung dieser Tätigkeit. In anderen Ländern ist die Krankschreibung den behandelnden Ärzten gänzlich genommen. Sie können sich in Ruhe auf Diagnostik und Therapie konzentrieren, während der Patient den Vertrauensarzt seiner Kasse aufsuchen muß, um eine Krankschreibung zu erwirken.

Die Forderung nach Krankschreibung wird heute oft sehr deutlich und eindringlich vorgebracht. Beschwerden sind nicht immer absolut sicher objektivierbar, die Diagnosen können sich oft nur auf Aussagen der Patienten stützen. Bei der geklagten Durchfallerkrankung eines Kranführers ist es Arzt wie Patient letztlich nicht zumutbar, diesen auf die Toilette zu begleiten, um seine Angaben zu überprüfen! Äußert der Arzt Zweifel an einer Arbeitsunfähigkeit und verweigert dem Patienten die entsprechende Bescheinigung, wird er nicht selten von dem Patienten darauf hingewiesen, daß er ihn im Falle eines Betriebsunfalles, der auf sein Unwohlsein zurückzuführen sei, zur Verantwortung ziehen werde. So wird mit der Drohung einer Klage Druck auf den Arzt ausgeübt.

Wie schwer hat es ein Arbeitgeber heute, einem Arbeitnehmer zu kündigen, der ständig krankfeiert und dieses mit entsprechenden Attesten belegt. Der Gang vors Arbeitsgericht endet, zumindest in der überwiegenden Zahl der Fälle, günstig für den Arbeitnehmer! Dem Mißbrauch sind hier also alle Tore geöffnet, obwohl glücklicherweise nur ein kleiner Teil der Bevölkerung anfällig ist.

Die Attestitis

Die wirtschaftliche Bedeutung der Arbeitsunfähigkeitsbescheinigung ist verständlich. Ohne sie kann der Arbeitnehmer keine Lohnfortzahlung erhalten. Darüber hinaus braucht er jedoch heute eine Unzahl anderer Atteste beziehungsweise meint, sie zu brauchen. Bei einigen geht es durchaus um wirtschaftliche Interessen, wie zum Beispiel beim Abschluß einer Unfallversicherung. Bei anderen spielen jedoch gänzlich andere Motive eine Rolle!

Kaum ein Schüler, der bei Verletzung oder Erkrankung ohne Attest auskommt. Juristisch reicht durchaus die Krankmeldung durch die Eltern, bei Achtzehnjährigen auch die Selbstkrankmeldung aus. Bestehen seitens der Schule berechtigte Zweifel, ist die Forderung eines Attestes durchaus sinnvoll, jedoch werden heute meist generell Atteste gefordert. Sogar von Schülern, die nach einem Unfall ein weithin sichtbares Gipsbein tragen, verlangen Sportlehrer häufig eine schriftliche Bestätigung, daß er vom Schulsport zu befreien sei! Selbst für Bagatellerkrankungen werden von Lehrern oft Atteste gefordert, die in den Arztpraxen zu erheblichem zeitlichem Aufwand führen. Die Kosten der Atteste werden nicht von den Krankenkassen erstattet, der Patient muß sie übernehmen. Aber welcher Arzt stellt schon einem Schüler, der ein solches Attest fordert, eine Gebührenrechnung? So werden diese Leistungen also meist kostenlos erbracht, zur Befriedigung bürokratischer Begierden einiger Lehrer, denen der gesunde Menschenverstand abhanden gekommen ist.

Allerdings scheinen die Motive zum Teil tiefer zu liegen, nämlich in einer juristischen Absicherung, in einer Exkulpierung. Kein Lehrer will sich von Eltern den Vorwurf machen lassen, daß er leichtgläubig die Entschuldigung eines Schülers akzeptiert hat. Kein Sportlehrer will die Verantwortung übernehmen, einen leicht lädierten Schüler zu sportlichen Übungen zu veranlassen und eventuell später für Unfallfolgen geradestehen zu müssen. Allein aufgrund der Notwendigkeit eines Attestes kommt es sehr häufig zu Arztbesuchen durch Schüler wegen Erkrankungen, die üblicherweise keiner ärztlichen Behandlung bedürfen. Auch hierin steckt ein ungeheurer Kostenfaktor.

Viele Atteste werden auch wegen bestehender Versicherungen gefordert. Angefangen mit der zusätzlichen Unfallversicherung, die dem Patienten ein Tagegeld zufließen läßt, über die Bescheinigung einer notwendigen Diät zur Vorlage beim Finanzamt, bis hin zu der Bestätigung einer akuten Erkrankung für die Nutzung der Reiserücktrittskosten-Versicherung im Falle gefährdeter Urlaubsfreude.

Der Patient fordert in diesen Fällen in keiner Weise die diagnostischen und therapeutischen Fähigkeiten des Arztes, er gebeziehungsweise mißbraucht ihn zur Erreichung von wirtschaftlichen Vorteilen aus einer Erkrankung. Eine medizinisch notwendige Verweigerung eines geforderten Attestes führt meistens zu Aggressionen von seiten der Patienten, da sie sich um einen finanziellen Gewinn betrogen fühlen. Hierdurch kommt es ständig zu kleinen Störungen im Vertrauensverhältnis Arzt/Patient, da ein Patient, dem so ein wirtschaftlicher Vorteil entgangen ist, auch bei Klärung diagnostischer oder therapeutischer Fragen diesem Arzt nicht mit vollem Vertrauen entgegentreten wird. Sitzt der Stachel erst einmal tief genug im Fleisch, kann sich ein Schwanz von Problemen anschließen. Das gestörte Vertrauensverhältnis kann langfristig sogar zu schweren Mißverständnissen einschließlich Fehldiagnosen und Fehlbehandlungen führen! Und dies nur wegen latenter Aggressionen aufgrund der Verweigerung eines geforderten Attestes.

Ein Beispiel: Im Frühjahr 1985 wurde ich von einem etwa 65jährigen Patienten zu einem Hausbesuch gerufen. Er sei in Schwierigkeiten und brauche meine Hilfe. Ein alter Kriegskamerad, der jetzt in Kanada lebe, habe ihn eingeladen und ihm gleichzeitig ein Flugticket zugesandt. Er habe dann aber doch keine Lust gehabt, nach Kanada zu gehen, und seine Frau hatte dem Kameraden geschrieben und vorgegeben, ihr Mann habe einen Herzinfarkt erlitten und könne somit den Flug nicht antreten. Jetzt braucht aber der Kriegskamerad aus Kanada ein ärztliches Attest, um sich die Auslagen für das Ticket erstatten lassen zu können. Wie selbstverständlich erwartete der Patient von mir ein ärztliches Attest darüber, daß er einen Herzinfarkt erlitten habe und zum gegebenen Zeitpunkt den Flug nicht habe antreten können. Mit entsprechender Erläuterung habe ich strikt abgelehnt. Nach diesem Gespräch habe ich den Patienten nie mehr gesehen, er ist zu keiner Untersuchung oder Behandlung mehr erschienen. Makabrerweise ist er inzwischen an einem Herzinfarkt verstorben!

Hat ein Patient ein Gefälligkeitsattest erhalten, spricht sich das normalerweise sehr schnell herum, und man kann sicher sein, daß das viele andere auf ähnliche Gedanken bringt. Für den Arzt bedeutet das, daß der gereichte Finger den Verlust des ganzen Armes nach sich ziehen kann. In den meisten Fällen ist es nicht einmal gerechtfertigt, den Patienten unredliche Motive zu unterstellen. Sie betrachten schließlich nur ihren Arzt als zuständig für ihre Interessen, ähnlich wie man einen Rechtsanwalt für seine Interessen einspannt. Korrektheit und Aufrichtigkeit sind sowohl bei jenen wie auch bei den Ärzten unabdingbar, und Verweigerung ungerechtfertigter Atteste ist ein absolutes „Muß", auch wenn eigene wirtschaftliche Interessen in Mitleidenschaft gezogen werden. Was jedoch, wenn die weitere Entwicklung der wirtschaftlichen Situation die Hemmschwelle herabsetzt? Sind hier die Wege zur „Prostitution" bereits vorgezeichnet?

Ein Attest kann sehr gut als Maßstab für die Stabilität der eigenen Ethik dienen, es kann aber auch den Patienten als Kontrolle für die Glaubwürdigkeit und Korrektheit ihres Arztes dienen. Für sie wie den Arzt kann es auch günstig sein, unnötige Atteste zu verweigern. Insbesondere Schülern sage ich häufig, wenn der Lehrer ihre Erkrankung nicht glaube, so soll er sich die Mühe machen anzurufen. Nach einigen verbalen Auseinandersetzungen am Telefon hat sich so doch die Zahl der geforderten Atteste deutlich verringern lassen.

„Wieviele ärztliche Leistungen, Labortests und Rezepte werden hauptsächlich oder allein verursacht, weil sie von einzelnen

Menschen ausgelöst wurden, die den Wunsch hatten, sich einer bestimmten Situation zu entziehen. Der medizinische Aufwand ist nur ihr Alibi vor anderen, oft auch vor sich selbst" (Schoeck 37). Es ist nicht nur die Arbeit, der man aufgrund eines Attestes entfliehen kann, es ist auch das Erscheinen vor Gericht, das Antreten einer Wehrübung, ein unliebsamer Prüfungstermin usw.

Das Gutachten

Je nach Fachgebiet und Stellung werden Ärzte mehr oder weniger häufig mit Gutachten konfrontiert. So werden chirurgische oder orthopädische Chefärzte relativ häufig als Gutachter nach Unfällen oder in Rentenangelegenheiten bemüht, ebenso auch Internisten und Neurologen. Weitaus weniger trifft dies Allgemeinärzte oder praktische Ärzte. In den meisten Fällen geht es um sozialmedizinische Begutachtung. Hier ist der Arzt nicht nur als Fachmann für Krankheiten und deren Behandlung gefragt, sondern er hat auch zu beurteilen, wie der Patient auf dem normalen Arbeitsmarkt einsetzbar oder vermittelbar ist. Hierfür gibt es spezielle Richtlinien, jedoch sollten darüber hinaus Kenntnisse der jeweiligen Arbeitssituation des Patienten vorliegen.

Von der Ausbildung her gesehen, ist der Arzt sicherlich nicht ideal dafür geeignet. Wie soll er sich die Tätigkeit eines Bergmanns unter Tage vorstellen, wenn er niemals einen derartigen Arbeitsplatz besichtigt hat, wie die eines Baggerführers, Gerüstbauers oder Heizungsinstallateurs? Oft werden Stellungnahmen oder Aussagen erwartet, die den Horizont des einzelnen Gutachters überschreiten. Jedoch sind auch Richter und Beisitzer selten in besserer Ausgangsposition, und im allgemeinen ist die Entscheidung in einem Gutachterverfahren ein Kompromiß.

Gutachter können gerichtlich bestellt werden, können aber auch durch einen Patienten und seine Rechtsvertreter gezielt angefordert werden. Beim nicht persönlich bekannten Fachmann gibt es selten Probleme. Fordert der Patient jedoch den langjährig behandelnden Hausarzt als unparteiischen Gutachter, bringt er ihm durch sein Vertrauen eine entsprechende Erwartungshaltung entgegen. Schon ist die Gefahr der Gefälligkeitsgutachten oder der „tendenziösen Objektivität" gegeben. Besonders bei

Rechtsstreitigkeiten muß der Arzt davon ausgehen, daß dem Patienten das Gutachten durch seinen Rechtsvertreter bekannt wird. Dies muß bei der Erstellung berücksichtigt werden, und nur ein falsch gewählter Satz kann den Patienten für alle Zukunft verprellen. Aber nicht nur für Rentenverfahren müssen Gutachten erstellt werden, sondern auch für Unfall- und Krankenversicherungen, die der Patient abschließen will. Das gleiche gilt für Lebensversicherungen.

Neben den großen Gutachten gibt es eine Fülle von Kurzgutachten, die sehr häufig insbesondere für die Krankenkassen zu erstellen sind. Nach Ablauf der Lohnfortzahlungsfrist von sechs Wochen wird der Vertrauensärztliche Dienst sehr schnell munter, wenn es gilt, den Krankenkassen Kosten zu ersparen. Ein Bombardement von Fragebögen erfolgt zu diesem Zeitpunkt, die Übersendung von Krankenhausberichten und fachärztlichen Briefen wird erforderlich. Manches wäre sicherlich mit einem Telefongespräch zu erledigen, aber auch bei den Krankenkassen muß alles seine bürokratische Ordnung haben. Selbst bei Erkrankungen, die ihrer Art nach offensichtlich Monate dauern werden, muß alle paar Wochen mit erneutem Eintreffen von Fragebögen gerechnet werden. Dieses System unterliegt mittlerweile einem direkten Automatismus.

Dies alles ist erforderlich, um juristischen Prinzipien zu genügen. In all diesen Fällen geht es weniger um Medizin als um Geld, nicht um ärztliches Handeln, sondern um sozialmedizinische Begutachtung. Der Arzt muß über den Patienten die Entscheidung fällen, ob seine wirtschaftlichen Bedürfnisse und Interessen berechtigt sind; er wird oftmals bereits als wirtschaftlicher Faktor mit einkalkuliert. Wie positiv ließe sich ein Arzt/Patienten-Verhältnis gestalten, wenn es sich nur auf Diagnose und Therapie von Krankheiten beziehen würde. Wie störanfällig wird es, wenn wirtschaftliche Erwägungen und Bedürfnisse, Anspruchsdenken und finanzielle Begehrlichkeit hineinwirken.

Kosten- und Verursacherprinzip

Die gesetzliche Krankenversicherung deckt für den Patienten die Kosten aller Erkrankungen ab, beruhen sie nun auf degenerativen Veränderungen, auf Unfall, auf Schlägereien, auf Selbstmordversuch, auf unvernünftiger Lebensweise oder aber auf fahrlässiger Selbstgefährdung. Der Patient kann sich ständig der Kostendeckung durch seine Kasse sicher sein. Für einige der oben genannten Fälle kommen jedoch auch andere Kostenträger in Frage, so daß die Krankenkasse unter Umständen die Möglichkeit hat, die gesamten Behandlungskosten dort wieder einzutreiben.

Nehmen wir als Beispiel einen nicht selbstverschuldeten Verkehrsunfall an, bei dem die Haftpflichtversicherung des Unfall verursachers verpflichtet ist, dem Geschädigten nicht nur Sachwerte wie den PKW zu ersetzen, sondern auch die Behandlungskosten und eventuelles Schmerzensgeld zu tragen. Die entstandenen Behandlungskosten werden gewöhnlich von der Krankenkasse beziffert und können direkt vom Haftpflichtversicherer eingezogen werden.

Ähnliche Situationen ergeben sich beim Arbeitsunfall, für dessen Behandlung ja nicht in erster Linie die Krankenkasse, sondern die Berufsgenossenschaften der Arbeitgeber verantwortlich sind. Dies gilt jedoch nur für größere Verletzungen. Bagatellverletzungen werden auch bei Arbeitsunfällen von der Krankenkasse übernommen.

Dies alles ist verbunden mit einem größeren Papierkrieg. Im Falle eines Unfalls, und sei es nur ein kleiner Sturz in der Wohnung, erhält der Patient von seiner Kasse einen Fragebogen, auf dem exakt Unfallhergang und mögliche Verursacher anzugeben sind. Des weiteren erhält der Arzt einen Fragebogen, in dem Datum und Uhrzeit der Erstbehandlung, diagnostische Maßnahmen und therapeutische Schritte im einzelnen anzugeben sind.

Wesentlich schwieriger liegt die Sache bei Schlägereien, wo die gerichtliche Klärung der Schuldfrage eindeutig Voraussetzung ist, um Behandlungskosten einzutreiben. Dies ist nur in sehr wenigen Fällen möglich, und dann auch nur, wenn eine polizeiliche Anzeige erstattet worden ist. Gerade bei sich prügelnden Ehepartnern (was ja bekanntlich keine Seltenheit ist) ist die Schuldfrage nur höchst selten zu klären. In diesen Fällen bleibt allein die Krankenkasse als Kostenträger verpflichtet. Die Solidargemeinschaft der Versicherten wird somit mit regelmäßigen Kosten belastet, die sicherlich nicht nur durch schicksalsbedingte Ursachen entstehen!

Jeder kleine Schulunfall wird heute zum Arzt geschleppt, da der aufsichtführende Lehrer seine Verantwortung loswerden will und durch die Gemeindeunfallversicherungen derartige Unfälle finanziell abgedeckt sind. So löst dann der kleine Sturz auf dem Schulhof, den früher kein Mensch beachtet hätte, eine wahre Kostenlawine aus: Mit dem Taxi auf Versicherungskosten zum Arzt, eventuell auch mit dem Krankenwagen, dort eine Untersuchung, die keinen wesentlichen Befund ergibt. Zur Absicherung aber weiter per Taxi ins nächste Krankenhaus, wo sicherheitshalber der Schädel oder der Arm geröntgt und ein Unfallbericht für die Versicherung erstellt wird. Fazit des Ganzen: keine ernstliche Verletzung, keine Behandlung erforderlich. Medizinisch gesehen ist die Geschichte ein Irrwitz, juristisch gesehen aber verständlich: Der Lehrer will sich vor einer möglichen Klage wegen Verletzung der Sorgfaltspflicht schützen, der erstbehandelnde Arzt vor der Möglichkeit einer Klage wegen übersehener Fraktur und im Zweifelsfall wird der Krankenhausarzt das Kind noch für 24 Stunden zur stationären Beobachtung aufnehmen. So kommen schnell ein paar hundert Mark zusammen. Das Kind wird völlig unnötig einer Strahlenbelastung ausgesetzt, und es beginnt bereits im Kindergarten oder in der Schule die Dressur für das Absicherungsverhalten, das so schnell angenommen wird.

Auch unvernünftige oder fahrlässige Lebensweise verursacht der Krankenkasse erhebliche Kosten. Denken wir nur an die Tatsache, daß bei etwas mehr als einem Drittel aller Verkehrsunfälle mit Personenschäden Alkohol eine Rolle spielt! Die Schäden des Unfallopfers zahlt die Haftpflichtversicherung (damit die Haftpflichtversicherten), aber wie steht es mit den Schäden des alkoholisierten Unfallverursachers? Die Krankenhausbehandlung, unter Umständen monatelange Krankengeldzahlungen, Folgekosten, die durch verbleibende Restschäden entstehen, alles das wird klaglos von der Krankenkasse gezahlt und somit ebenfalls voll der Solidargemeinschaft zugemutet. Nicht ein Pfennig Eigenbeteiligung wird vom Unfallverursacher gefordert!

Die Aufklärungspflicht

Das Recht des Patienten auf eine kunstgerechte, optimale Behandlung ist in den letzten Jahrzehnten zunehmend erweitert worden. Weit über den Behandlungsvertrag im Sinne der Kurierfreiheit hinausgehend, ist die Einwilligung des Patienten für einen Eingriff nicht mehr nur die Duldung einer Körperverletzung. Nein, mit Eingehen eines Behandlungsauftrages oder -vertrages hat der Patient ein Recht auf optimale Behandlung nach geltendem medizinischem Standard. Dieses Recht des Patienten impliziert eine Verpflichtung des Arztes, nach bestem Wissen und Gewissen zu behandeln. Aber selbst das ist heute nicht mehr ausreichend; der Arzt ist zur eigenen Absicherung verpflichtet, den Patienten über alle Details, über alle möglichen Risiken und Nebenwirkungen aufzuklären, und dies möglichst vor Zeugen und schriftlich dokumentiert. Dem Patienten muß ausreichend Zeit gegeben werden, Fragen zum Behandlungsablauf zu stellen. Selbst eine mit der Krankheit verbundene Komplikation, die während eines Eingriffs eintritt, kann den daran schuldlosen Arzt in die Haftung zwingen, wenn er den Patienten nicht ausreichend über die Risiken aufgeklärt hat. Was hier als „ausreichend" zu betrachten ist, unterliegt weitgesteckten Interpretationsmöglichkeiten, wie sehr viele Gerichtsurteile immer wieder belegen.

Groteske Blüten treibt die Rechtssprechung in den USA: Im Frühjahr 1989 wurde dort ein Arzt verurteilt, nachdem er bei einem Kind eine notwendige Blinddarmoperation durchgeführt hatte. Er hatte sich zuvor die Einwilligung zur Operation von der Mutter des Kindes schriftlich geben lassen. Sie war Alleinerziehende und lebte von ihrem Ehemann getrennt. Die Operation verlief erfolgreich. Dann wurde der Arzt jedoch vom Vater des Kindes verklagt, er habe die Operation durchgeführt, ohne sein Einverständnis einzuholen. Wie gesagt, die Operation war erfolgreich verlaufen, das Kind genesen. Trotz allem wurde der Arzt von einem Gericht zu erheblichem Schadenersatz verurteilt.

Früher war das Vertrauen des Patienten zum behandelnden Arzt entscheidend. So genügte schon allein die kurze Erklärung der Operationsnotwendigkeit, um die Einwilligung des Patienten zu erwirken und diesen gleichzeitig mit der Zuversicht zu erfüllen, beim Operateur in guten Händen zu sein. Heute sind an Stelle des Vertrauens Angst und Sorge getreten, es könnte vielleicht ein Kunstfehler passieren!

Haftung und Aufklärung sind zu einem großen Problem im Arzt/Patienten-Verhältnis geworden. Der Wissensvorsprung der Ärzte ist so eklatant, daß auch der bestgebildete Laie nur eine kleine Ahnung von der Materie erhaschen kann. Es ist ein wesentlicher Unterschied, ob man sein Auto zur Reparatur bringt oder sich selbst einem Arzt anvertraut. Autos sind von Konstrukteuren durchdachte Serienprodukte, in einem bestimmten Ablauf immer gleichbleibend hergestellt. Alle Fehlermöglichkeiten sind bekannt, sie lassen sich bei Kenntnis der Funktionsschemata schnell finden. Auch ein Laie kann sich relativ schnell einarbeiten; die Zahl der Hobbybastler, die ihre Autos selbst reparieren, ist bekanntlich sehr groß. Auch sind Fehler, die bei einer Reparatur in der Werkstatt gemacht werden, für den Laien oft schnell erkennbar und bei sorgfältiger Arbeit vermeidbar. Allerdings können auch hier Fehler Menschenleben gefährden, bedenkt man nur einmal die Falscheinstellung von Bremsen oder ähnliches.

Ganz anders liegt die Situation beim Menschen. Wir sind keine Serienfabrikation. Es gibt zwar einen genetisch fixierten Grundbauplan, aber nur Laien können annehmen, er sei annähernd bekannt. In Wirklichkeit steht die Medizin noch sehr am Anfang der Kenntnisse über die Funktionsweise des menschlichen Organismus, viele Vorstellungen beruhen noch auf Modellen und Hypothesen.

Die ungeheure Vielfalt der Möglichkeiten des Zusammenspiels verschiedener Organe und Organsysteme läßt schon die gleichermaßen hohe Anzahl von Störungsmöglichkeiten erahnen. Betrachtet der Arzt mit seinem heutigen Wissensstand das Wunder des Lebens, von Geburt über Aufwachsen bis ins Alter zum Tode, so kann er nur ehrfurchtsvoll staunen, daß nicht mehr schiefgeht. Die präzisen Steuerungen der Natur, die ungeheure Anpassungsfähigkeit des menschlichen Organismus auch an schwierige Situationen, kann nur immer wieder Anlaß zur Bewunderung sein.

Entsprechend wenig bekannt und zum Teil undurchschaubar sind die möglichen Folgen therapeutischer Eingriffe. Ein sehr großer Teil unserer medikamentösen Therapie beruht auf generationenlangen Beobachtungen und Schlußfolgerungen und nicht etwa auf exakten biochemischen oder physiologischen Kenntnissen. Denken wir nur an die Wirkung des Fingerhutgiftes (Digitalis), mit dem unsere Vorfahren die Wassersucht (Pumpschwäche des Herzens) behandelten. Wenn man sieht, daß dieses Medikament heute standardisiert hergestellt werden kann und vielfach verwendet wird, so muß man sich andererseits darüber wundern, wie wenig über den Wirkungsmechanismus dieser Substanz eigentlich bekannt ist. Wir sind weit davon entfernt, ihn zu durchschauen.

Ob es nun die Einnahme einer Tablette ist, die Injektion einer Substanz in einen Muskel oder aber ein operativer Eingriff, nie ist exakt und in allen Einzelheiten vorher absehbar, wie der Organismus darauf reagieren wird. Der menschliche Organismus ist nun einmal kein Auto, kein Uhrwerk, das nach mechanischen Gesetzen funktioniert. Es handelt sich hier um ein ausgesprochen schwieriges, kybernetisches System, das in einer überraschenden Balance zwischen innerem und äußerem Milieu den Menschen leben läßt. Doch wie soll dies alles ein Laie verstehen, der in Kategorien denkt von „in Ordnung oder defekt" oder „Zündkerzendefekt – also auswechseln".

Weshalb nun die Aufklärungspflicht? Hat ein Patient eine akute Blinddarmentzündung, bei der ein operativer Eingriff lebensnotwendig ist, so dürfte die Aufklärung über die Notwendigkeit des Eingriffs mit einem Satz zu erledigen sein. So erscheint es zumindest auf den ersten Blick. Es kann aber auch bei erfolgreich verlaufenden Blinddarm-Operationen zu verzögerter Heilung oder Nebenwirkungen kommen, zum Beispiel einen durch Verwachsung ausgelösten Darmverschluß, der eine erneute und sehr gefährliche Operation notwendig macht. Dies alles ist möglich und kommt auch täglich vor. Dies alles ist auch nicht immer vermeidbar. Kann es aber jeder Patient verstehen? Wie empfindet es der, bei dem Komplikationen aufgetreten sind, wenn die gleiche Erkrankung bei seinem Bettnachbarn komplikationslos abgeheilt ist? Muß in ihm nicht der Verdacht keimen, daß etwas falsch gemacht wurde?

Bei entsprechendem Vertrauen zu seinem behandelnden Arzt sicher nicht. Jedoch ist diese wesentlichste Voraussetzung für ein gutes Arzt/Patienten-Verhältnis in den letzten Jahrzehnten, wie aufgezeigt wurde, zerstört worden. Den Massenmedien gebührt hier der größte Dank! Seitdem der enge Wechselkontakt von Körper und Psyche bekannt ist, wissen wir, wie wichtig Grundvertrauen für die Wirksamkeit einer Therapie ist. Dies war überhaupt die therapeutische Maßnahme der Schamanen, Wundheiler und Priesterärzte. Und in wie vielen Fällen diese wirksam war, ist bekannt.

Heute überwiegt der ängstliche, halbgebildete, verbildete, verhetzte Patient. Weiter verunsichert durch Ratschläge von Freunden und Bekannten, soll er nun einer Diagnose und eventuell einem Therapievorschlag vertrauen. Eine Kontrollmöglichkeit hat er mangels Wissen nicht, jedoch immer Angst und Skepsis. Und diesem armen Menschen soll ich jetzt auch noch bis ins Detail aufklären! Ihm soll ich alle möglichen Begleiterscheinungen und Risiken aufzählen, die bei der Diagnostik und Therapie theoretisch passieren können und damit seine Angst noch weiter vergrößern? Wir kommen hier sehr schnell an die Grenzen psychischer Folter. Bei intensiver Aufklärung springen viele Patienten letztlich aus Angst ab, so daß wichtige, ja zum Teil lebenswichtige Eingriffe unterbleiben oder auf einen ungünstigeren Zeitpunkt verschoben werden.

Nun ist die Verordnung einer Tablette kein operativer Eingriff, und die Anforderungen an die Aufklärungspflicht des Arztes sind nicht ganz so hoch gesteckt. Nach den verheerenden Nebenwirkungen durch die Einnahme des Medikaments „Contergan" während der Schwangerschaft in den fünfziger Jahren wurden jedoch die Maßstäbe verschärft. Die vielen durch Contergan mißgebildeten Kinder haben ein bedauernswertes Schicksal. Man sollte sich aber auch einmal fragen, wieso ihre Mütter ausgerechnet in der Schwangerschaft ein Schlafmittel eingenommen haben. Contergan ist nichts anderes als ein Schlafmittel. Wieviele dieser Mütter haben dieses Medikament leichtfertig von ihrem Arzt verschrieben bekommen, wieviele aber haben ausdrücklich danach verlangt?

Die Haftung der Arzneimittelhersteller ist nach dem Fall „Contergan" deutlich erweitert worden, auch die Aufklärungspflicht mit Hilfe der sogenannten Beipackzettel. Nehmen wir einmal ein über hundert Jahre altes Medikament, das „Aspirin", das seit mehreren Generationen als hochwirksames Schmerzmittel bekannt und geschätzt ist. Lesen Sie sich heute einmal unvoreingenommen den Beipackzettel von Aspirin durch, Ihnen werden die Haare zu Berge stehen! Die möglichen Nebenwirkungen reichen von Übelkeit bis zur Magenblutung, von der Auslösung eines Asthma-Anfalles bis zum allergischen Schock mit sofortiger Todesfolge. Das alles ist nicht falsch, theoretisch denkbar und auch unterschiedlich häufig schon vorgekommen. Der Arzt hat davon Kenntnis, weiß um die Risiken eines Medikamentes und ihre Wahrscheinlichkeiten, er wird sie bei der Verordnung berücksichtigen, aber er präsentiert dem Patienten bei der Verordnung im allgemeinen nicht sämtliche denkbaren Nebenwirkungen. Liest der Patient zu Hause den Beipackzettel durch, sind oft Entsetzen und Erschrecken die Folge, er nimmt die Tabletten oft überhaupt nicht mehr ein. Dies gilt nicht nur für Aspirin, sondern mehr oder weniger für alle Medikamente. So ist auch hier die erweiterte Aufklärungspflicht mit schuld daran, daß notwendige Tabletten überhaupt nicht oder nicht regelmäßig genommen werden. Schwere Verschlimmerungen von Erkrankungen hierdurch, auch Todesfälle, sind keine Seltenheit.

Das Problem wird dadurch verschärft, daß Patienten ihren Arzt oftmals nicht davon informieren, daß sie ein bestimmtes Präparat nicht mehr eingenommen haben. Ich erlebte diesen Fall bei einer Patientin mit einer erheblichen Herzmuskelschwäche: Sie lagerte immer wieder große Mengen Wasser in Beinen und Lunge ein und geriet in schwere Atemnot, so daß ich um die Verordnung eines stark entwässernden Mittels nicht umhin kam. Sie hatte den Beipackzettel gelesen und die Dosierung von drei Tabletten täglich eigenmächtig auf eine Tablette reduziert. Drei Tage später wurde ich zu einem Hausbesuch gerufen, die Patientin war so voll Wasser, daß sie kaum noch sprechen konnte. Es war die sofortige Einweisung ins Krankenhaus erforderlich, um sie zu retten. Und dieses alles, obwohl ich ihr mit Mühe die Notwendigkeit der entwässernden Therapie klargemacht hatte. Die Angst nach Lesen des Beipackzettels war wesentlich stärker gewesen als das Vertrauen zu mir. An der Entgleisung ihres Krankheitsbildes war keiner von uns direkt schuld, jedoch das gestörte notwendige Vertrauen zwischen Arzt und Patientin.

Was Vorsorgeuntersuchungen angeht, sind Männer wesentlich ängstlicher als Frauen, und dies ist mit ein Grund, daß nur ein sehr geringer Teil von ihnen das Angebot der Krankenkassen und der Ärzte annimmt. Ist es für den Mann schon eine erhebliche Überwindung, sich seine Prostata mittels Austastung des Enddarms untersuchen zu lassen, wieviel mehr kostet ihn eine anschließend notwendige Darmspiegelung. Mehrfach habe ich schon durch Spiegelung des Enddarms Krebserkrankungen entdecken können, so früh, daß die Operation mit absoluter Sicherheit Heilung brachte. Nun bin ich eigentlich verpflichtet, vor einer Darmspiegelung den Patienten über alle möglichen Nebenwirkungen und Risiken aufzuklären. Das schlimmste theoretische Risiko ist die Verletzung und Durchstoßung der Darmwand mit anschließend sofort notwendiger Operation. Würde ich jedem meiner Patienten dies so schildern, kaum einer würde die Darmspiegelung durchführen lassen. Um mir die Chance nicht zu nehmen, noch im Frühstadium Karzinome dieses Bereiches entdecken zu können, reduziere ich bewußt die Aufklärung, vertraue meiner eigenen Technik und meinem Glück. Doch was, wenn es einmal schiefgeht? Im Falle eines Prozesses gäbe es für mich keine Gnade, und wen würde es interessieren, daß mehrfach aufgrund dieser Untersuchung Krebs geheilt werden konnte, dessen Entdeckung bei ausgiebiger Aufklärung über das Untersuchungsverfahren sehr zweifelhaft gewesen wäre? Ich dürfte weder mit einem verständigen noch mit einem milden Richter rechnen.

Tödliche Sicherheit

Die Einführung eines Rechtsanspruchs auf lückenlose Aufklärung, das Eindringen der Justiz in immer intimere Bereiche des Arzt/Patienten-Verhältnisses, führt mit absoluter Sicherheit zu einer Schematisierung diagnostischer und therapeutischer Verfahrensweisen. Schon heute wird eine Unzahl unnötiger diagnostischer Untersuchungen durchgeführt, nur um den Arzt juristisch abzusichern. Dabei werden erhebliche Risiken für den Patienten in Kauf genommen.

Hoimar von Ditfurth beschreibt in einem Aufsatz von 1981 das tragische Schicksal eines Patienten, der mit Oberbauchbeschwerden seinen Hausarzt aufsuchte. Dieser hat ihn untersucht und die Beschwerden als „nervöse Magenbeschwerden" gedeutet. Zur Absicherung wurden jedoch eine Ultraschall- und eine Szintigramm-Untersuchung der Bauchspeicheldrüse durchgeführt, die den Verdacht auf einen Tumor ergaben. Bei der weiteren intensiven Diagnostik unter Einsatz von Kontrastmitteln, die in die Schlagader eingebracht wurden, wollte man den vermeintlichen Tumor abgrenzen. Bei dieser Untersuchung kam es zu Komplikationen, die letztendlich nach mehrfacher Operation zum Tode des Patienten führten. Die Sektion der Leiche ergab keinerlei Anhaltspunkt für einen Tumor und bestätigte die Verdachtsdiagnose des Hausarztes. Nicht die ursächliche Krankheit hat zum Tode geführt, sondern die intensive und invasive Diagnostik, die nur durchgeführt wurde, um sich gegen juristische Angriffe abzusichern. (Ditfurth 7)

Dies alles gilt noch mehr für psychosomatische Krankheitsbilder, also für Funktionsstörungen, die psychisch bedingt sind. So berichtet Prof. Thure von Uexküll (42), daß sich für diese Krankheitsbilder Medizin als ein „Risikofaktor ersten Grades" erweise. Mehr oder weniger gezwungen, nach organischen Ursachen für die psychogenen Beschwerden zu suchen, verwenden die Mediziner eine ungeheure Zahl auch eingreifender diagnostischer Verfahren. Er berichtet, daß in den Vereinigten Staaten im Jahre 1976 die Zahl hospitalisierter Patienten mit funktionellen Beschwerden des Magen-Darm-Traktes 115.000 betragen habe, das bedeutet 450.000 Tage Klinikaufenthalt und Kosten von 250.000 Dollar. Nach wie vor gilt die psychosomatische Diagnose als Ausschlußdiagnose, das heißt, erst wenn alle organischen Ursachen ausgeschlossen sind, darf von einer psychosomatischen Krankheit gesprochen werden. Psychologische Kenntnisse und psychosoziale Krankheitsursachen werden in der geltenden Medizin nach wie vor verdrängt.

8. Patientenethik – Patientenprofit

Der Weg zur Versicherungsmedizin

Der bedauerliche Verfall der ärztlichen Ethik durch die Degradierung des Berufsstandes zum Dienstleistungsgewerbe und die Bedeutung unseres Gesundheitssystems hierfür sind bereits ausgiebig angesprochen worden. Was bedeutet jetzt der Begriff „Patientenethik"?

Früher konnte der Arzt im allgemeinen sicher sein, daß der Patient ihn in Sorge um seine Gesundheit oder wegen einer Krankheit aufsuchte, um sich Rat zu holen, sich untersuchen und behandeln zu lassen. Der Arzt wurde also jeweils als Gelehrter konsultiert, der aufgrund seiner Kenntnis in der Lage war, Störungen der Gesundheit zu ermitteln, Krankheiten zu diagnostizieren und zu behandeln. Not und Sorge des Patienten waren ihm Verpflichtung, nach bestem Wissen und Gewissen zu untersuchen und zu behandeln. Die Bezahlung der Leistung erfolgte nicht nach Gebührenordnungen, sondern nach dem jeweiligen Ermessen des Patienten und des Arztes. Es war üblich, daß Reiche für die gleiche Leistung mehr gaben als Arme, außerdem war es üblich, und ist es in den Ländern ohne ausgeklügeltes Sozialversicherungssystem auch heute noch, daß Minderbemittelte kostenlos behandelt wurden. Wie das Wort „Patient" bereits sagt, war er ein geduldig Wartender, ein Erduldender. Die Patientenethik war hier mit Sicherheit kein Problem, der Arzt konnte sich auf das lautere Verhalten der Patienten verlassen.

Selbstverständlich gibt es das heute auch noch, aber es ist nicht mehr die Regel. Fast jeder zweite Patient sucht heute nicht mehr den Arzt auf, um sich dessen Wissen und Können zur Erhaltung seiner Gesundheit nutzbar zu machen, sondern aus wirtschaftlichen Motiven.

Die Arbeitsunfähigkeitsbescheinigung ist eine Möglichkeit, sich einer unangenehmen Situation am Arbeitsplatz zu entziehen. Einen zusätzlichen Urlaub auf Kosten anderer kann man sich durch eine Kur sichern und der Kurzurlaub über Weihnachten ist für die Familie nur möglich, wenn die Großmutter für diese Zeit ins Krankenhaus eingewiesen wird. Die Notwendigkeit eines Arbeitsplatzwechsels im eigenen Betrieb kann man ärztlich begründen, um ihr den nötigen Nachdruck zu verschaffen. Die akute Erkrankung muß als Unfall deklariert werden, um aus der bestehenden Unfallversicherung möglichst viel Tagegeld herauszuholen!

Jeden Tag treten Patienten mit deutlichen Forderungen an ihren Arzt heran, zum Teil drohen sie frech und machen Erpressungsversuche. Selbst die Forderung eines falschen Attestes wird moralisch nur noch als Kavaliersdelikt gewertet. Vom geduldigen Erwarten einer Hilfeleistung kann bei solchen Menschen nicht mehr gesprochen werden. Für sie hört der Spaß beim Geld schließlich auf.

Die Idee der Solidargemeinschaft ist den meisten Patienten nicht mehr bewußt, für sie zählen nur „die Organisation", „die Krankenkasse", „der Staat", „die Rentenversicherung". Was als finanzieller Beitrag in die Kasse der Solidargemeinschaft gedacht war, um den vom Schicksal Benachteiligten zumindest wirtschaftliche Not zu ersparen, das heißt, im Notfall damit selbst abgesichert zu sein, wird jetzt als eine Art Investition betrachtet, für die man einen möglichst hohen Profit bekommen möchte. Der auf der Lohn- und Gehaltsabrechnung deutlich erkennbare Abzug für den Krankenkassenbeitrag wird als finanzieller Verlust erlebt. Hinzu kommt die Tatsache, daß die zu leistenden Krankenkassenbeiträge bei gleicher zu erwartender Leistung unterschiedlich hoch ausfallen. In einem Falle sind mit dem Beitrag gleich Ehefrau und sämtliche Kinder mitabgesichert, der gut verdienende Junggeselle zahlt unter Umständen den doppelten Beitrag für Leistungen, die er nur für seine eigene Person in Anspruch nehmen kann! Dieses Erleben des finanziellen Verlustes oder auch das Gefühl, ungerechtfertigt hoch zur Kasse gebeten zu werden, führt zur gleichen Reaktionsweise: Der „Heraushol-Komplex" ist geboren.

Für seinen Beitrag erwartet man Gegenleistung, möglichst mit Zinsgewinn. Man ist eher bereit, die gezahlten Krankenkassenbeiträge wie eine Einzahlung auf ein Sparkonto zu betrachten, als sie als Verlust abzuschreiben, wie etwa den Einsatz beim Lotteriespiel. Mit zunehmendem Ärger über den zu zahlenden Betrag, der ja auch bei langjähriger Gesundheit nicht geringer wird, steigt das Bedürfnis, entsprechend Gegenleistungen aus der Krankenkasse „herauszuholen". Da diese nicht direkt anzapfbar ist, bleibt nur der Weg über den Arzt. Nur dieser besitzt den Schlüssel zum Profit, er hat die Verteilerrolle zu einem sehr großen Teil in der Hand.

Ein Schadensfreiheitsrabatt, ähnlich wie bei der Haftpflichtversicherung und Kaskoversicherung der Automobile, ist bei den gesetzlichen Krankenkassen nicht vorgesehen. Ihn gibt es ausschließlich bei den Privatkassen, die damit erhebliche Kosten einsparen können.

Statt sich der Gesundheit zu erfreuen ...

Allen Umfrageergebnissen nach steht für den Bundesbürger auch heute noch die Gesundheit als höchstes Gut an der Spitze der Wunschliste.

Die Freude über das Glück der eigenen Gesundheit wird jedoch getrübt durch die Tatsache, ständig zahlen zu müssen zur Erhaltung und Wiederherstellung der Gesundheit von Mitbürgern, die vielleicht viel weniger gesundheitsbewußt leben, ja sich gar unnötigen Risiken aussetzen und ständig der Gemeinschaft finanziell zur Last fallen. Bei jeder Monatsabrechnung wird der finanzielle Verlust des Gesunden deutlich. Was liegt näher, als zumindest zu versuchen, einen kleinen Teil des verloren gegangenen Beitrags wieder einzutreiben, sei es durch die Vervollständigung der Hausapotheke, die kostenlose Beschaffung von Medikamenten für die Urlaubsreise oder durch den Versuch, wenigstens einige Tage krankzufeiern.

Der Weg führt zum Arzt, der einen Kranken, seiner Hilfe Bedürftigen erwartet. Statt dessen sieht er sich eindeutig finanziellen Begehren ausgesetzt, deren Befriedigung nun von ihm erwartet wird. In einem Fall sollen nach der langen arztfreien Zeit wenigstens ein paar Massagen herausspringen, in einem anderen Fall wird wegen einer Kleinigkeit ein Hausbesuch angefordert, weil man glaubt, sich das aufgrund seiner hohen Beiträge leisten zu können. Wird wegen einer Bagatellerkrankung zu spätabendlicher Stunde ein Hausbesuch angefordert, kann der Arzt diesen zwar ablehnen und den Patienten auf den nächsten Tag verweisen, verbirgt sich hinter dieser Bagatellerkrankung jedoch eine schwere Erkrankung, kann die Verweigerung als „unterlassene Hilfeleistung" gewertet werden. Juristisch wäre er nicht nur haftbar, er hätte sich sogar strafbar gemacht.

Wegen dieses Risikos wird der Arzt den Hausbesuch ausführen. In diesem Fall profitiert der Patient deutlich: Er hat sich den Weg in die Praxis zur normalen Sprechstundenzeit erspart und braucht nicht Arbeits- oder Freizeit dafür zu opfern. Er braucht nicht im Wartezimmer zu warten und nicht einmal sein eigenes Benzin zu verfahren! In diesem geschilderten Fall ist Mißbrauch nicht an der Tagesordnung, aber auch nicht selten. Es sind immer wieder die gleichen Patienten, eine kleine, unangenehme Gruppe von Schmarotzern, die so verfahren. Die große Mehrheit der vernünftigen und anständigen Patienten muß hierunter leiden. Dieses Fehlverhalten wird nicht im geringsten bestraft, diese Patienten haben ausschließlich Vorteile aufgrund ihrer Frechheit. Zudem sind sie es, die am lautesten auf ihr Recht pochen und beim kleinsten Hinweis auf die Schädlichkeit ihres Tuns vehement reagieren. Denunziationen und üble Nachrede sind der Dank, den sich der Arzt hier einhandeln kann.

Solche Verhaltensweisen entspringen dem Ärger über finanziellen Verlust, der in unserer Gesellschaft nur schwer zu ertragen ist. Der Ärger wird zur Motivation, eine ganze Serie unnötiger Leistungen in Anspruch zu nehmen. Die Verweigerung dieser als rechtens betrachteten Forderungen durch den behandelnden Arzt führt verständlicherweise zu einer Vermehrung des Ärgers, eventuell zum Arztwechsel bis der Erfolg eintritt. Fazit: unnötig entstandene Kosten für den Versicherungsträger, Ärger des Patienten über ungenügenden Ausgleich seines finanziellen Verlustes, Ärger des Arztes über unnötige, nur aus wirtschaftlichen Gesichtspunkten geforderte Konsultationen und damit Raub seiner Arbeitszeit und seiner Leistungsfähigkeit!

Das Recht auf Profit

Frau M., Mitte Vierzig, schlank und gutaussehend, die Gesundheit in Person, sitzt vor mir in der Sprechstunde. Bereits bei der Begrüßung wirkt ihr Tonfall leicht aggressiv, und vorwurfsvoll erklärt sie mir, daß ich ihrer Nachbarin bereits zweimal hintereinander sechs Massagen und Fangopackungen aufgeschrieben habe, obwohl diese den ganzen Tag nur faul herumsäße und nicht arbeiten würde. Jetzt sei es endlich an der Zeit, daß sie selbst in den Genuß dieser Leistungen käme. Meine Frage nach ihren Beschwerden quittiert sie mit Sprachlosigkeit. Beschwerden habe sie keine, aber Massagen würden ihr schließlich auch mal guttun! Als Gipfel stellt sie dann noch die Frage: „Was hat meine Nachbarin denn für Beschwerden?" Als gäbe es keine ärztliche Schweigepflicht, und als hätte der Arzt vor aller Welt sein Tun in jeder Hinsicht zu begründen. Die Massagen habe ich nicht verordnet und dafür Frau M. nie wiedergesehen!

Das prophylaktische Verschreiben von Medikamenten für die Hausapotheke oder für die Urlaubsreise auf Kassenkosten ist unzulässig. Bei den meisten Patienten hat sich das bereits herumgesprochen, so daß solche gezielten Forderungen nur noch selten erhoben werden. Auffällig ist jedoch die Häufung plötzlich auftretender grippaler Infekte oder Bagatellverletzungen von Kindern unmittelbar vor den Urlaubsreisen. Mittels normaler Konsultation in der Sprechstunde und normaler Verordnung zu Lasten der Krankenkassen lassen sich so schon die gewünschten Medikamente beschaffen. Wie bereits gesagt, der Arzt kann im Einzelfall sehr schlecht überprüfen, ob der Patient nun Durchfall hat oder nicht! Schnell werden so aus Arzneimittelkosten von zehn Mark, die selbst getragen werden müßten, Behandlungs- und Verordnungskosten von fünfzig Mark, bei angefordertem Hausbesuch sogar siebzig bis achtzig Mark, die der Krankenkasse entstehen! Für den Gewinn von zehn Mark verbrauchen diese Patienten einen sieben- bis achtfach höheren Betrag, der der Solidargemeinschaft angelastet wird.

Ein recht wohlhabender Patient erschien in der Sprechstunde und legte mir eine gewaltige Weinrechnung eines französischen Weinhändlers vor. Er wollte von mir eine Bescheinigung, daß er als Diabetiker nur trockene, durchgegorene Weine trinken dürfe, die keinen Restzucker enthalten. Mit dieser Bescheinigung der Diätnotwendigkeit wollte er zumindest einen Teil der Kaufsumme beim Finanzamt steuermindernd absetzen.

Es gibt eine Menge gesundheitsbewußter Patienten. Ein Rentnerehepaar, aktive Wanderer, die sich gesund ernähren, gänzlich auf Nikotin verzichten und kaum Alkohol trinken, besucht sehr häufig Thermalbäder. Die beiden kamen eines Tages in die Sprechstunde und berichteten, sie seien in einem Thermalbad darüber informiert worden, daß es wesentlich günstiger sei, sich die Thermalbäder verschreiben zu lassen. Nun ist es nicht möglich, Thermalbäder zu verschreiben, sondern lediglich bei bestimmten Indikationen Krankengymnastik im Thermalbad. Sehr viele Thermalbäder handhaben dies aber sehr großzügig; die Verordnung dient als kostenlose Eintrittskarte, ob die Patienten dann an der Krankengymnastik teilnehmen oder nicht, bleibt ihnen überlassen. Eine Kontrolle erfolgt nicht, dem Mißbrauch ist deutlich Vorschub geleistet.

Mittlerweile haben sich Patientenselbsthilfeorganisationen gebildet, die ihren Mitgliedern mit allen möglichen Mitteln helfen, bestimmte Verordnungen zu erreichen. Als Beispiel sei die Rheumaliga genannt. Das echte Rheuma, auch chronische Polyarthritis oder rheumatoide Arthritis genannt, ist ein sehr schweres, doch Gott sei Dank seltenes Krankheitsbild. Es geht mit Schwellungen der Gelenke, insbesondere auch der Handgelenke, einher und führt zu schwersten Deformierungen und Einsteifungen der Glieder. „Rheuma" wird jedoch von Laien oft mißverstanden. In diesen Topf werden mittlerweile sämtliche degenerativen Veränderungen (Verschleißerscheinungen) der Gelenke und der Wirbelsäule geworfen. Manche gehen sogar so weit, Unwohlsein und Befindlichkeitsstörungen durch Verspannungen der Muskulatur oder durch chronische Fehlbelastung wie bei Übergewicht hierunter zu subsumieren.

Für den echten Rheumatiker ist neben einer medikamentösen Basis-Therapie das gezielte Bewegungstraining, besonders das im Wasser, von ausschlaggebender Bedeutung, um möglichst lange eine ausreichende Bewegungsfähigkeit zu erhalten. Therapeutische Möglichkeiten hierfür sind überall vorhanden. Die Rheumaliga hat mit Krankenkassen Sonderabmachungen getroffen, so daß Langzeitbehandlungen problemloser verordnet werden können. Die Liga ist jedoch nicht nur eine Interessensvertretung dieser Polyarthritis-Patienten, sondern sie hat mit ausufernder Mitgliederwerbung versucht, sämtliche Patienten zu erreichen, die auch nur geringste Beschwerden mit dem Bewegungsapparat haben. Wer von den fünfzigjährigen gehört nicht dazu? Mittlerweile erhalten Ältere, die zur Erhaltung ihrer Fitness Thermalbäder besuchen, dort gezielte Informationen über die Rheuma-Liga. Wieso sollten sie weiterhin ihre Thermalbäder selbst bezahlen, wenn ihnen die Rheuma-Liga Hilfe verspricht? Schließlich arbeiten Krankenkassen selbst mit dieser Organisation zusammen. Folglich wurde in Zukunft aus dem Besuch im Thermalbad „Krankengymnastik im Thermalbad", die dann über die Rheuma-Liga mit der Krankenkasse abgerechnet werden konnte. Unter dem Vorwand, Rheumatikern zu helfen, wird hier auch prophylaktische und therapeutisch nicht unbedingt notwendige Gesundheitspflege der Solidargemeinschaft angelastet.

Es gibt reiselustige Rentner. Einige haben ihr ganzes Berufsleben erhebliche Beiträge an die Krankenkasse bezahlt, ohne ernstlich krank zu sein, ohne der Kasse zur Last zu fallen. Sie haben sich durch vernünftige Lebensweise oft eine erstaunliche Fitness erhalten können. Was liegt näher, als zur Unterstützung des Wohlbefindens eine Badekur in Anspruch zu nehmen. Im Gegensatz zu den normalen Kuren der Erwerbstätigen, die von der Rentenversicherung finanziert werden, um vorzeitige Pensionierung zu verhindern, werden freie Badekuren von den Krankenkassen finanziell unterstützt, um drohende Erkrankungen zu vermeiden, bestehende Beschwerden zu lindern oder um am Heimatort nicht ausreichende Therapiemöglichkeiten zu ergänzen. Neben der freien ärztlichen Behandlung während der Badekur wird ein Zuschuß zu Übernachtungs- und Verpflegungskosten gewährt. Urlaub mit Zuschuß und gleichzeitig kostenlose Nutzung von therapeutischen Anwendungen wie Fangopackungen, Massagen, Moorbädern usw. erscheinen durchaus verlockend. Der Wunsch nach einer Badekur wird in über 90 Prozent der Fälle von den Patienten geäußert, selten vom Arzt. Über den therapeutischen Effekt läßt sich streiten, bereits in Kraft gesetzte Einsparungen haben aber den vehementen Protest der deutschen Badeorte hervorgerufen. Wegen der wirtschaftlichen Gefährdung und möglicherweise ansteigender Arbeitslosenzahlen wurden die eingeleiteten Sparmaßnahmen schrittweise zurückgenommen.

Es ist unbestreitbar, daß Badekuren gut für die Gesundheit sind und das psychische Wohlbefinden der Patienten steigern. Es ist nur die Frage, inwieweit die Solidargemeinschaft der Versicherten mit luxuriösen Erholungsurlauben belastet werden darf. Es fehlt eigentlich nur noch, daß auch der „Kurschatten" von der Krankenkasse mitfinanziert wird!

Interessant ist, daß immer die gleichen Patienten eine erneute Kur verlangen! Es sind meist aktive, lebenslustige, gesellige Menschen, die auch den sozialen Gewinn einer Kur zu schätzen wissen.

Wußten Sie, daß es möglich ist, über die Krankenkasse einen Wanderstab zu beziehen? Bei manifester Behinderung, zum Beispiel durch Gelenkverschleiß der Knie oder der Sprunggelenke mit entsprechender Gangunsicherheit, kann zu Lasten der Krankenkasse ein Gehstock verordnet werden. Die Kosten sind bekanntlich lächerlich gering, doch gibt es genügend Patienten, die über die Möglichkeit der Verordnung informiert sind, eventuell werden sie sogar durch die Händler darauf hingewiesen. Daß dies bei schweren Behinderungen notwendig ist, ist einzusehen. Es ist aber auffallend, daß gerade Patienten mit noch gut ausgebildetem Gehvermögen sehr wählerisch sind. Manche sind nicht mit einem Holzstock zufrieden, sondern wünschen einen Leichtmetallstock, nach Möglichkeit auch noch in ihrer Lieblingsfarbe! Es ist häufig schwer, den Patienten klarzumachen, daß die von ihnen vermutete Notwendigkeit nicht besteht.

Was das Anspruchsdenken angeht, gebührt den Sportlern die Spitzenposition. Informiert durch Verein und Trainer, durch entsprechende Veröffentlichungen in Fachzeitschriften und auch durch ihre Vorbilder, kennen sie sehr gut die Möglichkeiten, sich Arzt und Krankenkasse nutzbar zu machen. Von Salben über Verbände und spezielle Bandagen bis zu Medikamenten und physikalischen Therapiemaßnahmen bietet der medizinische Markt etliches, was sie zwar nicht zur Behandlung von Erkrankungen benötigen, jedoch zur Steigerung des Wohlbefindens und zur Verbesserung der sportlichen Leistungsfähigkeit beiträgt. Der einzige Haken an der Sache ist, daß die Krankenkasse dafür nicht zuständig ist, sie hat lediglich Diagnose und Therapie bestehender Erkrankungen zu finanzieren. Alles andere hat der Sportler aus eigener Tasche zu bezahlen, es sei denn, er ist als Star der Deutschen Sporthilfe angeschlossen und die Hilfsmittel werden von dieser finanziert. Was aber dem Star recht ist, ist dem Sternchen billig. Und wo ein Wille ist, da lassen sich auch Wege finden.

So erscheinen schon Schüler mit Bagatellverletzungen, ja kaum sichtbaren blauen Flecken, in der Sprechstunde, einzig mit dem Hintergedanken, eine gute „Sportsalbe" verordnet zu bekommen. Was hierunter im einzelnen zu verstehen ist, ist ihnen meist selbst schleierhaft. Nun ist der niedergelassene Arzt durch Mustergaben der Pharmaindustrie, gerade was Salben angeht, sehr gut ausgerüstet, und ein Griff in den Musterschrank läßt wenigstens die Krankenkasse ungeschoren davonkommen. Die Kosten der unnötigen Konsultation hat sie aber trotzdem zu tragen! Je spezialisierter die Sportler sind, je besser sie sich dünken, desto anspruchsvoller werden sie. Bei ihnen ist es nicht mehr mit irgendeiner Salbe getan, sondern sie kommen mit dem gezielten Wunsch, ein bestimmtes Präparat verordnet zu bekommen. Sogar nach Spezialdrinks und Cocktails zur Steigerung der Leistungsfähigkeit und nach der Verordnung von Anabolika wird gefragt. Was Markt und Schwarzmarkt auf diesem Gebiet für Umsätze erzielen, ist wahrlich erschütternd!

Dann sind es wieder elastische Binden oder Spezialstützen für Sprung- oder Kniegelenk, die hoch im Ansehen stehen. Diese Spezialbandagen sind bei bestehenden Instabilitäten von Gelenken zu verordnen, das heißt bei geschädigten, überdehnten oder gerissenen Bändern. Sportlern dienen sie jedoch fast ausnahmslos der Prophylaxe, und meist genießt der Sportler das höchste Ansehen im Kollegenkreis, der mit den teuersten Bandagen zum Wettkampf oder zum Training antritt! Oft geht es soweit, daß sogar Verletzungen vorgetäuscht werden, um die entsprechende Verordnung zu erhalten, die mit bis über hundert Mark kräftig zu Buche schlägt.

Daß viele Befindlichkeitsstörungen durch falsches Training und Überbelastung hervorgerufen worden sind, interessiert die wenigsten, selten zeigen sie Interesse an entsprechend gezielter Aufklärung über Trainingsmaßnahmen und eventuell Beratung über Umstellung des Trainingsablaufes. Das Ziel ist hier einzig und allein das Rezept, das den kostenfreien Zugriff auf die erwünschten Leistungen erlaubt. Gerät die Wunscherfüllung beim Hausarzt nicht wie erwartet, so wird kurzerhand eine Überweisung verlangt. Durch diese werden unter dem Vorwand fadenscheiniger Diagnosen nicht selten umfangreiche sportärztliche Vorsorgeuntersuchungen (samt Leistungsanalyse, Belastungs-EKG und aufwendigen Laboruntersuchungen) der Krankenkasse angelastet.

Man hat schon versucht, in diesen Fällen die überweisenden Ärzte zu maßregeln und zur Verantwortung zu ziehen, allerdings ohne daß sich jemand für den Hintergrund näher interessiert hätte. Keine Krankenkasse hat ein Interesse daran, ihre Sportler zu verprellen! Kein Sportmediziner kann es sich erlauben, erwünschte Leistungen zu verweigern, da sich das unter Sportlern sehr schnell herumspricht.

Daß ausgerechnet junge und gesunde, gut trainierte Menschen ein Maximum an Profit und Unterstützung für ihr Hobby herauszuholen versuchen, sollte zu denken geben. Die Gemeinschaft aller Versicherten zahlt also fleißig Beiträge für Kosten, die durch gesundheitsschädigendes oder riskantes Verhalten ausgelöst werden, ähnlich wie für Alkoholiker, Drogenabhängige und nicht zuletzt Raucher. Ist vom Wesen her nicht auch die intensive sportliche Betätigung im Leistungssport eine Sucht? Untersuchungen bei Ausdauersportlern haben gezeigt, daß ab einem gewissen Grad der Belastung der Körper opiatähnliche Substanzen (Endorphine) produziert und freisetzt, die zu der oft beschriebenen Euphorie führen. Hier ist also die Nähe zur Sucht auch durch biochemische Untersuchungen bereits nachgewiesen. Jedoch ist die Sportsucht nur in extrem seltenen Fällen mit den sozialen Problemen des Alkoholismus und des Medikamentenmißbrauchs verbunden.

Erst seit dem gezielten Einschreiten der Staatsanwaltschaften ist wenigstens eine Methode der Profitmaximierung fast vollständig verschwunden: In nicht seltenen Fällen sind Patienten mit den Verordnungen für teuere Arzneimittel zum Apotheker gegangen, haben sich aber dann nicht das Medikament, sondern statt dessen Kosmetika oder etwas anderes im gleichen Wert aushändigen lassen. Dies ist eindeutig Betrug und wird entsprechend geahndet. Die meisten Apotheker dürften heute vorsichtiger geworden sein. Doch was die Selbstmedikation angeht, werden nach wie vor Verordnungen nachträglich angefordert. Die Patienten haben sich zur Linderung von Beschwerden Medikamente beschafft und verlangen dann nachträglich ein Rezept, um sich die entstandenen Kosten ersetzen zu lassen. Wieder findet unnötigerweise ein Arztbesuch statt, und sollte dann der Arzt zu dem Ergebnis kommen, das selbstgewählte Medikament sei nicht gerade sinnvoll, ist wieder ein Konflikt vorprogrammiert. Nur durch konsequente Sturheit ist es möglich, Patienten ein derartiges Verhalten abzugewöhnen.

Daneben existiert die große Zahl der Wunschverordnungen, meist provoziert durch werbende Informationen der Massenmedien, insbesondere der Boulevardpresse. Blättert man gerade die Illustrierten durch, die gezielt Frauen ansprechen, so ist man entsetzt darüber, wieviel entsprechende Anzeigen allein in einem Blättchen zu finden sind, ganz zu schweigen von den in scheinbar sachlichen Informationen versteckten Werbungen. Es handelt sich ausschließlich um rezeptfreie Präparate, die also durchaus in Eigenmedikation auf eigene Kosten erworben werden können. Nur daran hat der Patient kaum Interesse, er will möglichst die versprochenen Wirkungen auf Kosten der Krankenkasse erhalten. Sehr mühsam ist dann die Aufgabe des Arztes, Patienten von der Wirkungslosigkeit entsprechender Präparate, ja von gezielt betrügerischer Absicht der Werbenden, zu überzeugen.

Drei Tage war der Vater krank

Arbeitnehmer sind berechtigt, bei einer Erkrankung ihrer Arbeit drei Tage ohne ärztliches Attest fernzubleiben. Diese Regelung wurde in Zeiten der Hochkonjunktur drastisch ausgenutzt, ein Rückgang des Ge- oder Mißbrauchs ist erst seit Zeiten höherer Arbeitslosigkeit zu verzeichnen. Die Drei-Tage-Regelung wurde insbesondere bei Befindlichkeitsstörungen jeglicher Art ausgenutzt, eine nicht geringe Zahl von Frauen nutzte monatlich die Zeit ihrer Menstruation hierfür aus.

Manche Betriebe, insbesondere Industriebetriebe, versuchten mit Gesundheitsprämien den Mißbrauch einzudämmen. Arbeitnehmer, die in einem Monat keinen Tag gefehlt haben, erhalten eine Zusatzprämie. Bei nur einem Tag Krankheit fällt jedoch die gesamte Prämie fort. Dies hat zu erheblichem Rückgang des Mißbrauchs der Drei-Tage-Regelung geführt. Wenn man aber erkrankt, die Prämie also verloren ist, so ist es finanziell gleichgültig, ob man zwei oder zehn Tag der Arbeit fernbleibt. Da der Erholungseffekt bei zehn Tagen wesentlich größer ist, wird das Bestreben des Arbeitnehmers also in diese Richtung gehen. Trotzdem hat die Prämienregelung den Mißbrauch in diesen Betrieben deutlich verringern können.

Ein besonderes Krankheitsbild, das hier eine Rolle spielt, ist die sogenannte „Montagskrankheit". Zu ihren Eigenarten gehört es, daß sie fast ausschließlich montags auftritt und immer mit den gleichen klinischen Erscheinungen einhergeht: Übelkeit, Schwindel, meistens gerötete Augen, gelegentlich auch Erbrechen. Man könnte dieses Krankheitsbild auch profan als „Kater" bezeichnen, aber die Bezeichnung Post-Alkohol-Exzess-Syndrom klingt doch etwas wissenschaftlicher! Diese Erscheinungen können zur Arbeitsunfähigkeit führen, eine Verweigerung der Arbeitsunfähigkeitsbescheinigung kann deshalb nicht verlangt werden. Sollte der Arbeitnehmer aufgrund der Beeinträchtigung einen Arbeitsunfall erleiden, ist unter Umständen der Arzt haftbar.

Es sind noch weitere „Montagskrankheiten" bekannt, die auf ein unvernünftiges Verhalten zurückzuführen sind. Hierzu gehören besonders die Sportverletzungen, durch Freizeitsport insbesondere am Samstag und Sonntag ausgelöst. Je nach beruflicher Tätigkeit sind diese Verletzungen mehr oder weniger ausschlaggebend für Arbeitsunfähigkeiten.

Bei Sportunfällen kann der Versicherte unter Umständen sogar durch eine Unfallversicherung Tagesprämien erzielen, die einen zusätzlichen finanziellen Profit aus der Erkrankung ermöglichen. Hier wird jeder Tag zusätzlicher Arbeitsunfähigkeit zum eindeutigen finanziellen Gewinn. Zur Entlastung seines Gewissens kann sich der Patient immer auf die Entscheidung seines Arztes berufen, unabhängig von der Tatsache, ob seine Symptome sachlich vorgebracht worden sind oder theatralisch verschlimmert.

Und der Lohn läuft weiter ...

Bei Erkrankungen, die eine Arbeitsunfähigkeit von mehr als drei Tagen verursachen, ist ein ärztliches Attest notwendig, um die Lohnfortzahlung des Arbeitgebers sicherzustellen. Die Lohnfortzahlungspflicht des Arbeitgebers umfaßt immerhin sechs Wochen, in voller Höhe des Lohns oder Gehalts.

Für den Arbeitnehmer besteht somit keinerlei Anreiz, die Zeit der Arbeitsunfähigkeit kurzzuhalten. Erst nach Überschreiten der Sechs-Wochen-Frist, wenn die Krankengeldzahlung der Krankenkassen beginnt, sind leichte finanzielle Einbußen zu erwarten. Sicherlich ist davon auszugehen, daß ein großer Teil der Arbeitnehmer genügend Verantwortungsbewußtsein besitzt, den Arbeitgeber nicht über Gebühr zu belasten, zumal das Geld für die Lohnfortzahlungen von den gesunden Arbeitnehmern erwirtschaftet werden muß. Jedoch sind diese charakterlichen Voraussetzungen nicht bei allen zu erwarten.

Wir erleben es täglich in den Praxen, daß Patienten bei abklingenden Infekten oder Verstauchungen von Gelenken kurz vor Ablauf der Krankschreibungsfrist vermehrt über diese oder jene Beschwerden klagen. Auch hier sind die Möglichkeiten begrenzt, Beschwerden objektiv zu beurteilen. In manchen Fällen genügt zwar energisches Auftreten, um das Ansinnen einer längeren Krankschreibung abzulehnen, doch gibt es einen Teil von dreisten Simulanten und Schmarotzern, die mit allen nur erdenklichen Tricks versuchen, die Zeit der Arbeitsunfähigkeit auszudehnen. Es kommt vor, daß ein Patient mit einem Wochen vorher verstauchten Sprunggelenk hinkend in die Praxis kommt, obwohl er am Vorabend ohne jegliche Auffälligkeiten beim Stadtbummel mit seiner Ehefrau gesehen wurde. Manchmal sind solche kleinen Hinweise eine wichtige Hilfe für eine gerechte Beurteilung. Natürlich ist so etwas in einer Kleinstadt mit 5000 Einwohnern wesentlich leichter möglich, als in einer Großstadt, aber nach einigen Jahren Berufserfahrung kennt jeder Arzt schließlich seine „Pappenheimer".

Auch solche Fälle sind keine Seltenheit: Eine 18jährige junge Dame, Küchenhilfe in einem Hotel, erscheint in der Sprechstunde und klagt über Schwindel, Übelkeit und allgemeine Schlappheit. Die klinische Untersuchung ergibt keinerlei pathologischen

Befund bis auf einen relativ niedrigen Blutdruck. Sie äußert den Wunsch, für mindestens eine Woche krankgeschrieben zu werden; nach Erläuterung meiner Ansicht gebe ich ihr lediglich eine Arbeitsunfähigkeitsbescheinigung für den laufenden Tag. Sie verläßt dann ruhig und höflich die Praxis. Am Abend des folgenden Tages werde ich von ihrem Arbeitgeber angerufen, der mir erbost mitteilt, die Patientin sei nur für den gestrigen Tag krankgeschrieben und jetzt sei sie mit einer Bescheinigung eines anderen Arztes über vierzehn Tage erschienen! Und so erfahre ich auch den Hintergrund der Geschichte: Die Patientin hatte zum Monatsende die Kündigung bekommen und absolut keine Lust mehr, die letzten Tage noch ihrer Verpflichtung nachzukommen! Ich konnte in diesem Fall nichts weiter tun, als den Arbeitgeber an den jetzt behandelnden Arzt zu verweisen.

Die Patientin hatte also, allein um die gewünschte Krankschreibung zu erzielen, den Arzt gewechselt, hatte sich gezielt einen jungen, neu niedergelassenen Kollegen ausgesucht, der gerade dabei war, sich einen eigenen Patientenstamm aufzubauen. Ein Fall von geschickter Täuschung durch die Patientin oder ein Fall von „Prostitution" des Arztes?

Auf dem Weg zum Stall: der Versicherungsbetrug

Wie schon erläutert, sind Arbeitnehmer bei Unfällen nicht nur durch ihre Krankenversicherung, sondern auch durch die Berufsgenossenschaften ihrer Arbeitgeber abgesichert. Der ursprüngliche Gedanke hierbei war, Arbeitnehmern, die durch Arbeitsunfälle invalide wurden, eine ausreichend hohe Zusatzrente für einen akzeptablen Lebensstandard zu sichern. Diese Zusatzversicherung sollte nicht zu Lasten der Krankenkasse und der gesetzlichen Rentenversicherung gehen.

Kann ein Arbeitnehmer nach einem Arbeitsunfall nur noch an einem weniger gut bezahlten Arbeitsplatz arbeiten, erhält er von den Berufsgenossenschaften eine Ausgleichsrente. In Gewerbe- und Industriebetrieben muß jeder Arbeitsunfall dem Arbeitgeber gemeldet werden, der Patient muß sich danach beim berufsgenossenschaftlich zugelassenen D-Arzt (Durchgangsarzt) vorstellen. Es gibt jedoch Berufe, bei denen dieses Kontrollsystem nicht greift. Dazu gehören die freiwillig versicherten Selbständi-

gen, aber auch die Landwirte. Wenn man sich über viele Jahre hinweg einmal die Unfälle der Landwirte ansieht, die natürlich ebenso wie andere einmal Fußball spielen oder heimwerkern, so ist auffällig, daß fast ausschließlich Betriebsunfälle vorkommen.
Die gesamte Lawine der Folgekosten wird damit den Berufsgenossenschaften angelastet. Eine Überprüfung der Angaben auf ihren Wahrheitsgehalt ist fast nie hundertprozentig möglich. Für die Attraktivität des Betruges ist ein weiterer Faktor zu berücksichtigen: Im Falle der Arbeitsunfähigkeit durch einen Betriebsunfall kommt der Landwirt auf Kosten der Berufsgenossenschaft in den Genuß einer Hilfskraft.
Was für die gesetzlichen Berufsgenossenschaften gilt, gilt natürlich ebenso für die privaten Unfallversicherungen. Die Scheu vor einem Versicherungsbetrug scheint nicht besonders groß zu sein. Die Versicherer gehen davon aus, daß 25 Prozent der gemeldeten privaten Haftpflichtschäden nicht den Tatsachen entsprechen, sondern eine betrügerische Absicht dahintersteht. Dies wird mittlerweile einkalkuliert und der entstehende Schaden allen Versicherten auf die Prämien angerechnet. Der Schaden entsteht letztlich nicht der Versicherung, sondern dem einzelnen Versicherten.

Einschließlich Vollpension

Krankenhäuser sind teuer. Neben technisch hochwertiger Ausstattung benötigen sie eine große Zahl von Ärzten und medizinischen Fachkräften. Außerdem ist ein hotelartiger Servicebetrieb notwendig, der vom Koch- bis zum Putzdienst, von der Wäscherei bis zum Essenservice, vom Pförtner bis zum Kiosk reicht. Sieht man sich das Angebot an Krankenhausessen an, unter Umständen mit Wahlmöglichkeiten mehrerer Menüs, wird man an ein Hotel erinnert. Die entsprechenden Tagespflegesätze reichen von ungefähr 250 Mark bis weit über die 500-Mark-Grenze hinaus.
Wird nun die Einweisung eines Patienten in ein Krankenhaus nötig, so erhält er auf Kosten der Krankenkasse die gesamte Möglichkeit medizinischer Versorgung einschließlich eines kompletten Hotelservices mit Vollpension. Das Bett wird ge-

macht, das Zimmer gereinigt, das gewünschte Essen pünktlich serviert, zusätzlich werden zu jeder Tages- und Nachtzeit Getränke gereicht. Die Selbstbeteiligung beträgt zur Zeit zehn Mark pro Tag und dies für maximal 14 Tage, die maximale Selbstbeteiligung liegt bei 140 Mark pro Jahr (Stand 1989). Aber warum das eigentlich? Essen muß der Patient ja zu Hause schließlich auch, und dies auf eigene Kosten. Warum erhält er es dann während seines Krankenhausaufenthaltes kostenlos und somit auf Kosten der Solidargemeinschaft?

Es ist nichts dagegen einzuwenden, daß die komplette medizinische Versorgung im Krankenhaus kostenfrei bleibt. Warum jedoch soll nicht jeder über Unterbringung und Versorgung selbst entscheiden und diese selbst finanzieren. Im Urlaub entscheidet er sich ja auch, ob er die billigste Pension am Ort ohne Dusche und Bad wählt oder ein Fünf-Sterne-Luxushotel. Es läge so nur an seinem Wunsch und der Bereitschaft, entsprechend mehr oder weniger für die Versorgung zu zahlen, je nach Umfang der in Anspruch genommenen Leistungen des Krankenhauses.

Das häufig zu hörende Gemecker über das Krankenhausessen würde jäh verstummen, wäre es nicht mehr kostenlos inbegriffen. Jeder könnte selbst entscheiden, ob er alleine oder im Fünf-Bett-Zimmer liegen möchte, ob er das beste Vollwertmenü ordert, ob er sich einen Friseur aufs Zimmer kommen läßt. Entsprechend hoch würde dann natürlich die Rechnung ausfallen, die Krankenkassen würden von all dem mit einem Schlag befreit.

Hervorragend ausgebildete Fachkräfte – und dies sind Krankenschwestern heute – könnten von Tätigkeiten wie Betten machen und Essen servieren befreit werden und sich gänzlich den Patienten widmen. Die Serviceleistungen könnten von Hilfskräften übernommen werden. Die zeitliche Be- und Überlastung der Krankenschwestern würde sich deutlich reduzieren, auch der so ausgeprägte „Frust" im Beruf. Ist es ein Wunder, daß eine Krankenschwester oft schon nach fünf bis sieben Jahren das Handtuch wirft, weil sie ständig damit beschäftigt ist, das Essen aufzutischen, Geschirr abzuräumen, Patienten zu füttern und sich dann auch noch das Gemecker über das Essen anzuhören? Hierüber sollte man einmal nachdenken.

Krankenhäuser leben von der Zahl ihrer Patienten, von der Zahl der sogenannten Pflegetage. Um attraktiv zu sein, genügt es nicht, eine entsprechende medizinische Versorgung zu bieten, sondern auch das Serviceangebot hat einen Werbeeffekt. Damit werden die Unterhaltskosten in die Höhe getrieben, der Pflegesatz muß ständig steigen. Eine strikte Trennung von medizinischen und Servicekosten, wobei nur die medizinischen Kosten einschließlich einer Basistagespauschale für die Unterbringung von der Krankenkasse zu tragen wären, würde sicherlich erhebliche Einsparungen bringen, die Solidargemeinschaft würde um Milliarden entlastet.

Und täglich klingelt die Kasse

Die Versicherungswirtschaft hat sich noch einiges einfallen lassen, um Patienten zu ermöglichen, aus ihrer Krankheit Profit zu ziehen. Genannt seien hier die Krankentagegeld- und die Krankenhaustagegeld-Versicherungen.

Das Krankentagegeld brauchen Selbständige, für die es im Krankheitsfalle keine Lohnfortzahlung und Krankengeldzahlung durch Krankenkassen gibt. Schließt man eine Versicherung ab, die bereits bei Ausfall von einem Tag zahlungspflichtig wird, so sind die Beiträge sehr hoch. Verläßt man sich auf seine gesundheitliche Robustheit und ist auch bereit, im Falle einer Erkrankung das Ersparte anzuknabbern, so kann man entscheiden, ob die Zahlungspflicht der Versicherung nach zwei, drei oder sechs Wochen beginnen soll. Entsprechend geringer werden die Versicherungsprämien. Für einen Selbständigen fallen jedoch nicht nur die Einnahmen weg, sondern es entsteht ihm zusätzlich ein Schaden durch weiterlaufende Kosten, seien es Gehälter für Angestellte oder die Miete für das Büro. Aus diesem Grunde wird er bemüht sein, möglichst schnell wieder arbeiten zu können. Dieser Ansporn fehlt den heutigen Arbeitnehmern gänzlich.

Die Krankentagegeld-Versicherung ist vernünftig und für Selbständige notwendig, aber die Krankenhaustagegeld-Versicherung ist deutlich an der Grenze zur Perversion anzusiedeln!

Krankenhaustagegeld-Versicherungen können in beliebiger Höhe abgeschlossen werden. Dies hatte ursprünglich den Sinn, daß der Patient sich unter Umständen ein Einzelzimmer finanzieren konnte oder auch die persönliche Behandlung durch den Chefarzt. In den meisten Fällen wird dies nicht mehr ausgenutzt, da die Versorgung für normal krankenversicherte Patienten heute ebensogut ist wie für Privatpatienten. So wird das Krankenhaustagegeld zu einer zusätzlichen Einnahmequelle.

Nehmen wir wieder einmal den Fall eines Sportlers. Weil er immer mal wieder mit Verletzungen und Krankenhausaufenthalten rechnen muß, hat er eine Tagegeldversicherung über 100 Mark täglich abgeschlossen. Jetzt ist es passiert, er ist beim Fußballspiel umgeknickt und hat einen Außenknöchelbruch. Er wird ins Krankenhaus eingeliefert, stationär aufgenommen und operiert. Die schmerzhafte Verletzung wird ihm versüßt durch die Lohnfortzahlung und darüber hinaus durch die zusätzliche Einnahme von täglich 100 Mark steuerfrei. Nach sieben bis zehn Tagen können die Fäden gezogen werden, der Patient wird mit einem Gehgips versorgt, und die weitere Behandlung könnte ambulant erfolgen. Das bedeutet aber den Verlust der zusätzlichen Einnahme. Nun gilt es, um jeden Preis den Krankenhausaufenthalt zu verlängern, und häufig werden Beschwerden und Schwierigkeiten mit Vehemenz vorgetragen. Ich selbst habe als Assistenzarzt mehrfach Fälle erlebt, bei denen wir verzweifelt nach den Ursachen der Beschwerden des Patienten gefahndet hatten und erst, als er bei der endgültigen Entlassung aus dem Krankenhaus die auszufüllenden Unterlagen für seine Versicherung vorlegte, wurde uns die Ursache der Komplikationen klar.

Die Versicherung gilt natürlich für alle Erkrankungen und nicht ausschließlich für Verletzungen. Der Patient mit der operierten Galle oder der entgleisten Zuckerkrankheit, der Patient mit der Lungenentzündung oder dem Magengeschwür kann angesichts einer hohen Krankenhaustagegeld-Versicherung jeden weiteren stationären Tag als finanziellen Gewinn betrachten. Die Tragödie ist dabei jedoch, daß für den Gewinn von 50 oder 100 Mark pro Tag die Solidargemeinschaft mit dem vollen Krankenhauspflegesatz von 250 bis 500 Mark täglich belastet wird. Die Mehrkosten sind also wesentlich höher als der Profit des Patienten, was diesem meist nicht bewußt ist.

Bei höherer Inanspruchnahme ihrer Leistungen haben es die Versicherer leicht: Sie heben die Prämien an. Insofern kann ihnen gleichgültig sein, ob das Krankenhaustagegeld moralisch und rechtlich einwandfrei erwirkt wurde oder auf nicht ganz sauberen Wegen. Der Versichertengemeinschaft kann dies nicht egal sein. Ich würde gerne einmal wissen, wieviel unnötig ausgelöste Krankenhaustage pro Jahr nur aufgrund der Existenz von Krankenhaustagegeld-Versicherungen zusätzlich anfallen. Nehmen wir einmal an, daß in einem Krankenhaus mit 250 Betten und einem Tagespflegesatz von 250 Mark pro Woche nur ein einziger Patient nur einen einzigen Tag Aufenthaltsverlängerung wegen eines Tagegeldes erschwindelt. In einem Jahr summiert sich der Schaden auf 13.000 Mark! Übertragen wir diese sehr vorsichtige Schätzung auf das gesamte Bundesgebiet, ergeben sich gewaltige Summen!

Aus moralischen Gründen müßte eine derartige Versicherung schlicht und einfach verboten werden.

Die Kur – Baustein zur Frührente

Jeder Arbeitnehmer zahlt einen kräftigen Anteil seiner Bezüge in die Rentenversicherungen, entweder der Bundesversicherungsanstalt für Angestellte (BfA) oder der jeweiligen Landesversicherungsanstalt (LVA). Aus der Summe der Einzahlungen werden jeweils die laufenden Renten finanziert. Hierzu gehört das normale Altersruhegeld genauso wie vorzeitig gezahlte Rente aufgrund von Erwerbsunfähigkeit. Wegen der ungünstigen Altersverteilung in der Bevölkerung der Bundesrepublik mit einem sehr hohen Anteil älterer Menschen und einem geringen Anteil jüngerer Menschen ist bereits in naher Zukunft die Finanzierung der Rentenversicherung gefährdet. So betrugen die Ausgaben der Rentenversicherung 1987 allein 185,8 Milliarden Mark. Hinzu kommen weitere 39,6 Milliarden für Beamtenpensionen.

Erschreckend ist auch die Tatsache, daß zur Zeit nur noch ein Drittel der Renten ab der üblichen Altersgrenze gezahlt werden. Das bedeutet, daß zwei Drittel vorzeitig, aufgrund von Invalidität oder sonstiger Minderung der Erwerbsfähigkeit, zur Auszahlung gelangen. Demnach sind wir also ein Volk von Invaliden und Frührentnern, und dies, obwohl wir uns eines hervorragend ausgestatteten Gesundheitssystems erfreuen können.

Die vorzeitige Pensionierung versucht unsere Rentenversicherung durch ein sehr kostspieliges und aufwendiges System zu verhindern: Sie bietet die sogenannten Heilverfahren an, die grundsätzlich ohne Kostenbeteiligung der Krankenkassen durchgeführt werden. Im Gegensatz zu den Kuren der Rentner, die von den Krankenkassen finanziert werden, werden die Kuren im Rahmen der Heilverfahren der Rentenversicherungsträger ausschließlich stationär in Kurkliniken und Sanatorien durchgeführt. Die Dauer der jeweiligen Maßnahme beträgt mindestens vier Wochen, bei bestimmten Voraussetzungen kann sie alle drei Jahre wiederholt werden, in Ausnahmefällen früher. Die Selbstbeteiligung des Patienten ist mit zehn Mark pro Tag denkbar gering, die Tagessätze liegen bei 150 bis 220 Mark pro Tag. Somit betragen die Kosten pro Patient und Kur um 5.000 Mark, nicht eingerechnet die Kosten für Lohn- bzw. Gehaltsfortzahlung! Trotz dieser hohen Kosten könnte die Kalkulation für die Rentenversicherung durchaus günstig sein, wenn dadurch die Erwerbsunfähigkeit um viele Monate bis Jahre hinausgeschoben würde.

Doch genau das Gegenteil scheint der Fall zu sein. Betrachte ich die Gruppe meiner Patienten, die nicht repräsentativ sein muß, so sind diejenigen, die regelmäßig Kuren in Anspruch nehmen, keinesfalls bei den schwer Erkrankten zu suchen, denen wirklich vorzeitige Arbeitsunfähigkeit droht. Auch sind es bevorzugt bestimmte Berufsgruppen: höchst selten sind es Arbeiter oder Angestellte aus Klein- und Mittelbetrieben, schon etwas häufiger Angehörige größerer Betriebe. Die Spitzenposition nehmen jedoch die Angehörigen des öffentlichen Dienstes ein. Diese stehen auch im statistischen Vergleich bezüglich der Häufigkeit von Arztkonsultationen an der Spitze.

Gerade die Angehörigen von kleineren und mittleren Betrieben wissen, daß ein Ausfall von vier Wochen für den Betrieb und auch für ihre Arbeitskollegen erhebliche Schwierigkeiten mit sich bringt. Aus Rücksicht, oder sollte man besser sagen, aus Solidarität mit Mitarbeitern und Arbeitgebern, werden hier zumindest keine ungerechtfertigten Ansprüche gestellt. Immer wieder gibt es Patienten, die dringend eines Heilverfahrens bedürfen, jedoch aus betrieblichen Gründen dies nicht in Anspruch nehmen können oder wollen. Auch Akkordarbeiter mit hohen Leistungsprämien sind kaum zu einem Heilverfahren zu bewegen, da für die Zeit der Kur die Leistungsprämien wegfallen. Es bleiben also diejenigen, die problemlos wegkönnen und auch den eigenen Wunsch nach einer Kur haben.

Finden sich einige pathologische Befunde, so kann ein Kurantrag gestellt werden. Der Patient wird dann im allgemeinen zum Vertrauensarzt seiner Rentenversicherung vorgeladen, dort untersucht, und dieser entscheidet darüber, ob das Heilverfahren genehmigt wird oder nicht.

Ist der Bescheid positiv, muß der Arbeitgeber den Arbeitnehmer für die entsprechende Zeit freistellen. Dieser kann sich dann vier Wochen lang bestens erholen, bei guter Verpflegung und erstklassiger Unterbringung, Sport und Gymnastik treiben, sich massieren lassen, die Sauna besuchen, neue Bekanntschaften knüpfen, ausgehen und ausgelassen feiern. Und dies alles für zehn Mark Selbstbeteiligung pro Tag! Liest man nach Abschluß einer solchen Kur die Kurberichte durch, so findet man immer den Hinweis, daß eine Wiederholung in circa drei Jahren angeraten wird. In den meisten Fällen ist außerdem zu entnehmen, daß es durch die Kur zu einer deutlichen Besserung des Gesundheitszustandes gekommen sei – mit einer einzigen Ausnahme: Hatte der Kurende bereits einen Rentenantrag gestellt, da er sich für erwerbsunfähig hält, war ein Mißerfolg der Kur von vornherein vorprogrammiert! Auch die besten therapeutischen Verfahren waren nicht in der Lage, seine Beschwerden zu lindern.

Eine erschreckende Analyse von vertrauensärztlichen Gutachten zur Genehmigung einer Kur stellt Piechowiak auf (30). Er bemängelt insbesondere die Begutachtungspraxis, die sich in den meisten Fällen auf Akten stützt. Seiner Meinung nach müßten bei halbwegs kritischer Betrachtung bis zu 50 Prozent aller Heilverfahrensanträge abgelehnt werden. Nach seiner Analyse ist der typische Rehabilitations-Antragsteller im fünften oder sechsten Lebensjahrzehnt, verheiratet, überraschenderweise Nichtraucher und Nichttrinker und klagt über Beschwerden am Bewegungsapparat. Über die Hälfte ist übergewichtig, bei zwei Dritteln werden keine oder nur fraglich pathologischen Befunde erhoben! Über 95 Prozent sind zum Begutachtungszeitpunkt arbeitsfähig!

Anders sieht die Sache bei vorgeladenen Patienten aus, die aufgrund langer Arbeitsunfähigkeit begutachtet werden. Hier ist eine viel größere Ablehnungsquote von seiten des Vertrauensarztes die Regel! Piechowiak zieht das Fazit, daß die Rehabilitations-Medizin kontraproduktiv sei, denn sie fördert viele Fälle, die eigentlich ungeeignet sind, und verfügt nicht über ein Bonussystem für diejenigen, die keine Heilverfahren in Anspruch nehmen.

Der lange Weg zur Rente

Werden über viele Jahre hinweg Kuren wiederholt, treten sicherlich zu den ursprünglichen Diagnosen weitere hinzu, da mit dem normalen Alterungsprozeß naturgemäß auch degenerative Erkrankungen verbunden sind. Irgendwann kommt es vermehrt zu Arbeitsunfähigkeit, eventuell werden Kuren vorgezogen, und schließlich wird der erste Rentenantrag gestellt. Wird der Patient schließlich zur Rentenbegutachtung vorgeladen, kann er bereits eine imposante Akte vorweisen, mit einer Unzahl von ärztlichen Befunden und Behandlungsberichten und sehr ausführlichen Kurberichten. Seine Akte allein wirkt schon beeindruckend, und der Antragsteller hat von vornherein eine gute Ausgangsposition, sein Ziel zu erreichen.

Doch wie sieht der andere Fall aus? Ein 58 Jahre alter Maurer, der sein Leben lang hart gearbeitet hat und fast nie krank war, sucht mich wegen zunehmender Gelenkschmerzen der Schultern, Hüften und Knie auf. Die Untersuchung ergibt einen bereits weit fortgeschrittenen Verschleiß aller Gelenke, und es ist mir bis heute ein Rätsel, wie er so lange seine Arbeit verrichten konnte. Eine Arbeitsunfähigkeitsbescheinigung war selbstverständlich nötig, eine Besserung bis zur problemlosen Berufsausübung von vornherein nicht in Sicht. Deshalb stellten wir frühzeitig einen Rentenantrag.

Wie kam nun der Patient von der Begutachtung beim Vertrauensarzt zurück? Man habe ihn behandelt wie einen Simulanten, da in seiner ganzen Krankengeschichte kaum Arztberichte waren, keine Arbeitsunfähigkeitsbescheinigung, keine aufwendige Diagnostik und Therapie. In 25 Jahren Arbeit hatte er nicht einen einzigen Tag gefehlt! Auch ist er nicht einmal zur Kur gewesen, was ihm direkt zum Vorwurf gemacht wurde. Der Erfolg: Die Rente wurde abgelehnt, der Patient zuerst einmal zu einem Heilverfahren einbestellt. Bis zu dessen Beginn setzte ich die Krankschreibung fort. Es ist nicht verwunderlich, daß es durch die Kur zu einer gewissen Linderung der Beschwerden kam. Der Patient war begeistert von den Möglichkeiten in einer Kurklinik, niemals zuvor hatte er Massagen bekommen oder Bewegungsbäder und krankengymnastische Anleitung. Jedoch reichte all dies naturgemäß nicht aus, seine Arbeitsfähigkeit als Maurer wiederherzustellen, und nach einigem Hin und Her und konsequent fortgesetzter Krankschreibung war nach einem Jahr Kampf die Rente durchgesetzt.

Hier ist nichts Unrechtes geschehen, die zuerst beschriebenen Patienten haben nur nach allen Regeln der Kunst die ihnen zustehenden Rechte ausgenutzt. Daß hierbei eine erhebliche Ungleichbehandlung der Versicherten besteht und sich einzelne auf Kosten der Solidargemeinschaft bereichern, interessiert die wenigsten und ist den meisten auch nicht bewußt. Ist von seiten der Patienten eine Kur beabsichtigt, besteht die einzige Steuerungsmöglichkeit in der Intervention des Arztes und des Vertrauensarztes. Doch man versuche einmal, einem Patienten, der genau weiß, daß ihm alle drei Jahre eine Kur zusteht, diese auszureden – es wird nicht lange dauern, bis man tief in der Nacht wegen akuter Verschlimmerung der Beschwerden zum Hausbesuch gerufen wird.

Sieht man sich die Belegung der Kurkliniken heute an, so ist erschütternd, wieviele junge und kräftige Leute ohne äußerlich erkennbare Gesundheitsschäden sich dort erholen. Hier wird systematisch ein Heer von Frührentnern herangezüchtet, die kleinsten Wehwehchen werden ausgiebig verhätschelt, damit sie ja nicht in Vergessenheit geraten. Daß viele von diesen Kurenden einen Teil ihrer Beschwerden durch unvernünftige Lebensweise selbst verursacht haben, wird gar nicht erwähnt. Daß zwei Drittel der Renten vorzeitig zur Auszahlung kommen, liegt sicher nicht am übermäßigen Arbeitseifer der Bundesbürger! Einerseits haben wir eine relativ hohe Frühinvalidenquote, insbesondere durch Verkehrs- und Sportunfälle, während die Zahl der Arbeitsunfälle dagegen gering ist, denn prophylaktische Maßnahmen und Sicherheitsbestimmungen der Berufsgenossenschaften haben insbesondere die Unfälle mit bleibenden Folgeschäden auf ein Minimum herunterdrücken können. Andererseits haben wir eine große Zahl chronisch Kranker, und zwar vor allem mit „Zivilisationsschäden", das heißt schlicht als Folge ungesunder Lebensweise.

Die Schuld wird aber gern woanders gesucht. Bekommt man die Folgen der Lebensweise zu spüren, entstehen erst einmal die chronischen Erkrankungen, so können sie zur Last werden, die natürlich auch die berufliche Tätigkeit erschwert. Der Ruf nach der Rente ertönt dann sehr schnell und ausgesprochen laut. Viele der Schäden sind bereits objektivierbar, die Ursache spielt für die Frage der Pensionierung keine Rolle. Jeder von uns hat das Recht, zuviel zu essen, zu rauchen und zu trinken und in jeder Beziehung risikoreich zu leben, ohne dafür Risiken späterer Versorgungsdefizite eingehen zu müssen. Vielleicht sähen die Verhältnisse günstiger aus, wenn man einen Gesundheitsausweis einführen würde, wo kurzerhand jedem Übergewichtigen, jedem Raucher Prozente abgestrichen würden.

Wer sich vorbildlich um seine Gesundheit kümmert, muß mit seinen Beiträgen den Unvernünftigen mitfinanzieren. Doch gerade letztere fühlen sich sehr schnell vom Schicksal ungerecht behandelt und verstehen es vorzüglich, ihre Rechte einzuklagen. Sie beanspruchen Kuren, in denen sie abnehmen können, um nachher in berauschender Geschwindigkeit ihr altes Übergewicht wiederherzustellen, sie treiben vier Wochen lang Sport, um danach das Training wieder auf die Sitzknochen vor dem Fernsehapparat zu reduzieren.

Der lange Weg zur Rente führt zunächst über die vehemente Darstellung eigener Behinderung, es werden Anträge gestellt auf Behindertenausweise und um jedes Prozent anerkannter Minderung der Erwerbsfähigkeit wird gefeilscht. Die Invalidität gilt als höchstes Gut! Und dies, obwohl die Übersetzung des Wortes „invalide" nichts anderes bedeutet, als „wertlos"!

Wertlos zu sein, bedeutet heute nicht mehr, anderen zur Last fallen zu müssen, nein, es bedeutet Freiheit von Zwängen durch Arbeit bei maximalem Lebensstandard, den man sich getrost durch andere finanzieren lassen kann. Soweit haben wir es gebracht.

Wird die Rente schließlich abgelehnt, sind sie die ersten, die den immerhin kostenlosen Weg zum Sozialgericht einschlagen, um ihr vermeintliches Recht durchzupauken. Rechtsanwalt und Jurist werden ebenso eingespannt wie Arzt und Kurklinik, um den eigenen finanziellen Vorteil zu erzielen. Die wirklich vom Schicksal Benachteiligten, die durch schwere Unfälle Gliedmaßen verloren haben oder querschnittsgelähmt sind, machen nur eine Minderheit aus. Für sie war der Schutz eigentlich gedacht, ihnen sollte bei der Schwere des Schicksals wenigstens eine ausreichende wirtschaftliche Basis erhalten bleiben, um ein menschenwürdiges Leben führen zu können. Mißbrauch ist heute alles andere als der Einzelfall.

Der Kunstfehlerprozeß

Ärztliche Kunstfehler und insbesondere Prozesse über sie sind aus der Boulevardpresse und dem bunten Wald unserer Illustrierten nicht mehr wegzudenken. Genüßlich stürzt sich die Presse auf tragische Schicksalsverläufe, auf Unglücksfälle, vermeintliche und echte Behandlungsfehler. Betrachtet man jedoch die tägliche Arbeit eines Arztes, so ist eigentlich erstaunlich, wie wenig passiert.

Fast jedes der vielen Rezepte, die ich täglich ausstelle, enthält Medikamente, die gefährliche Nebenwirkungen entwickeln können, vor allem im Zusammenwirken mit anderen Medikamenten. Täglich kommen fünf bis zehn Patienten in die Praxis, die jederzeit mit Herzinfarkt oder Schlaganfall rechnen müssen. Es ist nun einmal ein typisches Merkmal des Arztberufes, daß hier Krankheit und Tod, insgesamt Tragik, zu Hause sind. Medizin muß teilweise als Kampf gegen gesetzmäßig ablaufende Ereignisse der Natur angesehen werden, ein Versuch, diese zeitlich hinauszuzögern.

Die Ärzte haben gelernt, damit zu leben, sie wissen, daß sie bescheiden sein müssen, da trotz der rasanten Entwicklung unserer Medizin die Möglichkeiten noch verschwindend gering sind. Aber gibt das Wissen um die Gesetzmäßigkeit gewisser Krankheitsabläufe dem Arzt das Recht oder gar die Pflicht, den Patienten mit brutaler Offenheit darüber aufzuklären? Was nützt dem Gefäßkranken die Auskunft, daß ihm jederzeit ein

Herzinfarkt drohen kann? Der Arzt wird versuchen, ihn zu beruhigen, ihm Mut zu machen, um nicht noch die entstehende Angst als zusätzlichen Risikofaktor hinzukommen zu lassen.

Werfen Sie einmal einen Blick auf Ihren eigenen Hausarzt. Trauen Sie ihm zu, daß er bei Ihrer Behandlung und der Behandlung anderer Patienten gewissenlos vorgeht? Glauben Sie, daß er aus Leichtfertigkeit unnötige Risiken eingeht? Glauben Sie, daß er aus falschem wissenschaftlichem Ehrgeiz seine Patienten als Versuchskaninchen mißbraucht? Oder steht er etwa die meiste Zeit unter Drogen oder Alkoholeinfluß?

Das alles ist wohl selten der Fall – aber wenn man die Medienberichte über Kunstfehler verfolgt, über Patienten, die Schäden erlitten haben, seien es nun unglückliche Krankheitsverläufe, tragische Schicksalsschläge, normale oder vermeidbare Risiken bei Behandlungen usw., muß man annehmen, daß all dies in den meisten Fällen eintritt. Ein einziger unglücklicher Krankheitsverlauf, der geschickt in die Presse lanciert wird, kann den Ruf eines Chirurgen erheblich in Mitleidenschaft ziehen, obwohl er über viele Jahre unzählige Menschenleben gerettet hat. Wie die Geier stürzt sich die Presse auf ihn, um an seinem Namen Sensationsberichte aufhängen zu können. Rufmord ist bereits alltäglich geworden.

Vergleicht man die Zahl der Patienten, die in einem Jahr durch ärztliche Behandlungsfehler zu Schaden oder zu Tode kommen, mit der Masse der jährlich behandelten Patienten, ist dies ein Bruchteil. Dieser Bruchteil wiederum ist fast lächerlich im Vergleich zu der Zahl der Menschen, die jährlich durch Verkehrsunfälle ums Leben kommen, verursacht durch unvernünftige Fahrweise oder gar durch Alkoholmißbrauch.

Ärztliche Behandlungsfehler passieren täglich – jedem Arzt. Medizin ist ein ausgesprochen kompliziertes Gebiet. Wir haben es mit lebenden Organismen zu tun, die darüber hinaus mit einer ungeheuren Variationsbreite an Individualität ausgestattet sind. Nicht jede Reaktion des Organismus auf eine diagnostische Maßnahme oder eine Behandlung ist vorauszusehen, zudem ist die Diagnostik ausgesprochen diffizil. Es gibt keine absolut verläßlichen Meßwerte, die Ärzte sind auf die subjektiven Beschwerdeangaben der Patienten angewiesen, müssen sie einkalkulieren und sich darauf verlassen. Patienten mit frischem

Herzinfarkt können extrem starke Schmerzen haben, andere wiederum kommen zu Fuß in die Praxis und klagen nur über leichtes Ziehen in der Brust. Ich selbst hatte einen solchen Fall, bei dem ich zunächst keinerlei pathologischen Befund erheben konnte und nur zur Sicherheit ein EKG anfertigte, der dann als Zufallsbefund den frischen, schweren Herzinfarkt aufdeckte. Andererseits habe ich Fälle erlebt, wo stärkste Schmerzen in der Brust vorlagen, die Patienten kaltschweißig waren und Luftnot hatten, und die Ursache war nur ein verklemmter – sogenannter blockierter – Brustwirbel. Mit wenigen Handgriffen war das Problem zu beseitigen.

Dies soll nur als Erläuterung dienen, von wievielen Unwägbarkeiten die ärztliche Arbeit mitbeeinflußt wird. Wir können jedem Arzt unterstellen, nicht absichtlich Fehler zu machen, denn das würde nicht zuletzt seinem Ruf schaden. Viele der täglichen Fehler sind auch den Patienten zu erklären, sie zeigen in den meisten Fällen Verständnis, wenn sie die besondere Schwierigkeit der Situation verstehen. Offenheit hat sich bei mir immer wieder bewährt. Jedoch muß man hierbei vorsichtig sein: Haftung des Arztes entsteht nur bei nachgewiesenem Fehler des Arztes. Mein Versicherungsvertrag mit der Haftpflichtversicherung beinhaltet eine Klausel, nach der ich nicht ohne Rücksprache mit ihr einen Behandlungsfehler zugeben darf. Ein Eingeständnis ohne Rücksprache kann unter Umständen die Haftpflichtversicherung von der Zahlungspflicht befreien, und ich stehe dann ungesichert da. Das Problem ist hierbei ein juristisches, denn im Bereich der Medizin gibt es nur eine Verschuldenshaftung, nicht jedoch eine sogenannte Erfolgshaftung. Bei einer Erfolgshaftung wäre allein die Tatsache des Nichterreichens eines therapeutischen Ziels auch ohne Verschulden des Arztes Grund zur Zahlungspflicht der Versicherung. Bei der Verschuldenshaftung ist jedoch das Schuldanerkenntnis und der Schuldbeweis Voraussetzung.

Was ist ein Kunstfehler? Letztendlich soll damit ausgedrückt werden, daß eine durchgeführte Behandlung nicht den jeweilig üblichen, anerkannten Regeln ärztlicher Behandlung entspricht. Dies orientiert sich im wesentlichen am statistischen Durchschnitt, am Standard. Neue, bisher nicht anerkannte Therapieformen müssen danach zunächst wie ein Kunstfehler betrachtet werden, bis sich ihre Überlegenheit gegenüber den älteren Methoden erweist. Würde man die Therapiefreiheit einschränken oder abweichendes Verhalten von den derzeit geltenden Regeln grundsätzlich verdammen, wäre jeglicher Fortschritt in der Medizin mit absoluter Sicherheit ausgeschlossen.

„Dem Arzt obliegt bei allem Mut zum Risiko die Verantwortung für seine Handlungsweise in der Abwägung des Vorteils für den Patienten zur Erlangung günstigerer Ergebnisse gegenüber bislang praktizierten Verfahren, wobei er über einen Ermessensspielraum im Rahmen der Therapiefreiheit verfügen kann. Es gibt aus der Sicht des Rechts keine starren Richtlinien, sondern fließende Übergänge." So Prof. Dr. Carstensen in einem Artikel „Vom Heilversuch zum medizinischen Standard". Und weiter: „Die Rechtssprechung kann die Grenzen ziehen, aber nicht über den Inhalt des Standards befinden: Der Standard ist das Ergebnis wissenschaftlicher Auseinandersetzung vor dem Tribunal der Medizin." (Carstensen 5)

Medizin ist gefährlich. Es ist verständlich, daß bei einer schwierigen Operation an der Wirbelsäule und am Rückenmark ein kleiner Ausrutscher des Operateurs eine schwere, nicht rückbildungsfähige Lähmung auslösen kann. Daß ein solcher Ausrutscher passieren kann, das weiß jeder Heimwerker! Welche extremen Konsequenzen das haben kann, weiß der Operateur. Er wird mit Sicherheit alles in seiner Macht Stehende versuchen, um derartige Zwischenfälle zu vermeiden. Eine absolute Sicherheit kann es jedoch nicht geben. Aber wie reagiert ein Patient, wenn er aus der Narkose erwacht und erfährt, daß er für den Rest seines Lebens gelähmt sein wird? Keine Erklärung und Entschuldigung wird ihn befriedigen können, sein böses Geschick wird sicherlich erhebliche Aggressionen bei ihm auslösen und schnell fällt der Satz, man habe ihn „verpfuscht". Dieser Begriff des Verpfuschens, ein Relikt aus der Zeit der Kurpfuscher, die alle möglichen therapeutischen Maßnahmen ohne die geringste Ausbildung durchführten, wird nun für die Tätigkeit eines bestausgebildeten und routinierten Spezialisten verwendet.

Fühlt sich ein Patient geschädigt, ist sofort der Ruf nach Wiedergutmachung zur Stelle. Er ist schließlich gewöhnt, in allen Lebenslagen finanziell abgesichert zu sein durch Kranken- oder Rentenversicherung, durch Arbeitslosenversicherung, Unfallversicherung, Kraftfahrzeughaftpflicht usw. Betrachten wir die Folge eines ungünstigen Behandlungsverlaufes oder eines tatsächlichen Behandlungsfehlers als neuen Schaden, Neuerkrankung, so hat der Patient selbstverständlich ein Recht darauf, wie auch in allen anderen Fällen kostenlos und optimal behandelt zu werden.

Darüber hinaus gibt es nach dem Verursacherprinzip die Frage nach dem Fremdverschulden, bei dem einerseits die gesamten Behandlungskosten dem Verursacher angelastet werden könnten (also hier dem behandelnden Arzt bzw. seiner Haftpflichtversicherung), andererseits die Möglichkeit der finanziellen Entschädigung besteht in Form von Schmerzensgeld, Invalidenrente usw. Allein die Idee der Möglichkeit, Schmerzensgeld zu erlangen, reicht in vielen Fällen aus, um bei Patienten ein selektives Erinnerungsvermögen zu bewirken. Sehr schnell werden aus der erlebten Behandlungsgeschichte die Sachen herausgepickt, die die eigene Argumentation belegen können, andere, die unter Umständen zur Entlastung des Arztes wichtig wären, fallen dem Vergessen anheim. Hierbei soll nicht einmal böse Absicht unterstellt werden.

9. Der Zeitgeist der Verantwortungslosigkeit

Entartetes Verhalten

„Das Verhalten der Menschen ist eine Quelle ihrer Gesundheitsdefekte." (Schäfer 35)
Warum tun wir trotz besseren Wissens soviel gegen die Gesundheit? Wenn wir wirklich gesund sein wollen, haben wir viele Möglichkeiten, etwas dafür zu tun oder etwas dafür zu unterlassen. Fragt man einmal Patienten, was sie ihrer Meinung nach für ihre Gesundheit tun könnten, so bekommt man immer zur Antwort, daß man entweder nicht mehr soviel rauchen, nicht mehr soviel essen oder nicht mehr soviel trinken wolle. Dies wird mit fast schlechtem Gewissen vorgetragen. Es wird ihnen kaum bewußt, daß alle ihre Vorschläge kein Tun „für" die Gesundheit beinhalten, sondern lediglich ein Nicht-mehr-tun „gegen" die Gesundheit.

Genauso verantwortungslos, wie wir mit unserer Umwelt umgehen, gehen wir mit uns selbst um, ob wir nun Abfall im Wald oder in Telefonzellen deponieren oder die Körperpflege auf Deo- oder Intimsprays reduzieren. Nicht nur, daß wir den Zigarettenqualm inhalieren, wir werfen auch noch die Kippen gedankenlos in Wald oder Bäche. Sucht und Genuß durch Konsum sind gesellschaftlich toleriert, sogar gefördert. Selbst der Alkoholexzess wird toleriert, und wenn ein Politiker des Fahrens im alkoholisierten Zustand überführt wird, so erregt das allenfalls Schadenfreude und nicht das eigentlich natürliche Entsetzen. Die Sucht ist eine wesentliche Geldquelle unseres Gemeinwesens geworden: durch Tabak- und Branntweinsteuer werden Milliarden eingenommen.

Doch die Sucht beschränkt sich nicht auf diese typischen Suchtgifte. Suchtverhalten prägt wesentlich unsere gesamte Konsummentalität. Der Kampf um die finanziellen Möglichkeiten zum Kauf von Statussymbolen nimmt gefährlich den Charakter des obersten Lebenswertes an. Wir sind in erster Linie besorgt um unser Wirtschaftswachstum, wohingegen niemand vom Bildungswachstum spricht. Wirtschaft- und Konsumwachstum spielen massiv ins tägliche Leben hinein. Jugendliche werden zu Straftätern, um an eine Stereoanlage oder einen Plattenspieler zu kommen, den sie sich sonst nicht leisten können. Der Unterschied zum Heroinsüchtigen, der sich seinen „Stoff" durch Apothekeneinbrüche besorgt, ist erschreckend gering.

Unser Verhalten ist mehr auf die Vermehrung unseres Besitzes ausgerichtet als auf Vermehrung der Gesundheit. „Wer gesundheitsgerecht leben wollte, müßte suchtfrei leben." So Hans Schäfer in seinem „Plädoyer für eine neue Medizin" (35).

Die große Freiheit

Unser ausgeprägtes Versicherungssystem gibt uns Freiheit, zumindest Freiheit von Verantwortung und Freiheit zur Verantwortungslosigkeit.

Wenn wir als Kinder mit einem Ball oder einem Stein eine Scheibe unseres Nachbarn zertrümmert haben, so wurde uns recht „handfest" klargemacht, welche Nachteile unser Verhalten für die Familie hatte. Neben dem Ärger mit dem Nachbarn kam eine finanzielle Belastung auf die Familie zu, die Scheibe mußte ersetzt werden. Wendet sich aber heute der Geschädigte wütend und schimpfend an den Schadensverursacher, so muß er damit rechnen, daß die Mutter den Übeltäter schützend unter ihre Fittiche nimmt und den Geschädigten auch noch beschimpft mit den Worten: „Nun machen Sie bloß kein Theater, das regelt doch alles die Haftpflichtversicherung!"

Dieses Verhalten wird sich dem Kind als Beispiel für die Zukunft ins Gedächtnis prägen. Viele Eltern meinen, ihr Erziehungsdefizit mit entsprechenden Versicherungen abdecken zu können. Sie bedenken dabei nicht die soziale Isolation, in die unerzogene Kinder durch ihr Verhalten geraten können. Ich kenne eine Familie, deren zwei Kinder wahre Teufel sind. Sind sie bei Freunden zu Gast, verbringen die Gastgeber Stunden der Angst um ihre Wohnungseinrichtung. Die Eltern vergessen, daß nicht alle Güter und Gegenstände durch Geld zu ersetzen sind, zum Beispiel der persönliche Andenkenwert einer Vase, die man von der Großmutter bekommen hat. Die Folge: Die Familie wird nicht wieder eingeladen.

Schädigung anderer wird meist toleriert, wenn sie finanziell wiedergutzumachen ist. Wenn ein betrunkener Autofahrer einen unschuldigen Passanten zum Krüppel fährt, wähnt er sich oft exkulpiert, wenn die Haftpflichtversicherung Schadenersatz und Schmerzensgeld gezahlt hat. Dabei vergißt er, daß Leid nicht in Zahlen ausdrückbar oder mit Geld zu beseitigen ist.

Sehen wir einmal ab von der Sonderstellung des Alkoholgenusses, betrachten wir einmal davon unabhängiges fahrlässiges und riskantes Verhalten:

An einem Juniabend 1986 fuhr ein junger Mann mit einem kleinen Wagen und weit überhöhter Geschwindigkeit (100 bis 120 km/h) in die Ortseinfahrt meines Heimatortes. In der sehr unübersichtlichen, langgezogenen Rechtskurve verlor der Raser, der nicht alkoholisiert war, die Gewalt über sein Fahrzeug und geriet auf die Gegenfahrbahn. Das Fahrzeug kippte auf die linke Seite und prallte mit dem Dach in voller Wucht auf einen Laternenmast. Beim Eintreffen am Unfallort bot sich mir ein grausiger Anblick: Der Laternenmast war seitlich abgeknickt und um ihn war der Kleinwagen regelrecht herumgewickelt. Das Dach war bis zum Boden des Fahrzeugs eingedrückt, innen hörte man den Fahrer stöhnen, der dort, mit dem Kopf nach unten hängend, eingeklemmt war. Seine beiden Unterschenkel waren förmlich um den Laternenmast gewunden.

Nur mit Einsatz aller verfügbaren Mittel war eine Rettung möglich. Es mußte eine Narkose eingeleitet und überwacht werden; eine ganze Schar von Rettungssanitätern und freiwilligen Rote-Kreuz-Helfern war erforderlich, um dies zu gewährleisten. Die Feuerwehr rückte mit mehreren Fahrzeugen und über dreißig Mann an, um ohne weitere Gefährdung des Patienten das Autowrack zu zerlegen und die Beine des Patienten erhalten zu können. Eine große Bundesstraße mußte über zwei Stunden vollständig gesperrt werden. Erst nach anderthalb Stunden war der Patient geborgen und konnte mittels Rettungswagen und unter Begleitung eines Anästhesisten in eine Unfall-Spezialklinik gebracht werden. Mehrere Operationen waren notwendig und monatelanger Krankenhausaufenthalt.

Der junge Mann bekam zunächst die sechs Wochen Lohnfortzahlung des Arbeitgebers und anschließend die Krankengeldzahlung der Krankenkasse. Er ist heute wieder arbeitsfähig und kann gut laufen. Außer einer Menge Narben und einer Beinverkürzung sind keine wesentlichen Folgen zurückgeblieben. Was wäre gewesen, wenn bei diesem Unfall ein weiteres Fahrzeug in Mitleidenschaft gezogen und Unschuldige Opfer dieser Raserei geworden wären? Zu einer anderen Tageszeit wird der Gehweg, auf dem die Laterne stand, von Arbeitern einer großen Fabrik benutzt. Zum Glück fand der Unfall nicht zum Schichtwechsel statt.

Zur Rettung dieses Patienten waren insgesamt mehrere zigtausend Mark von der Solidargemeinschaft zu tragen und der Einsatz von freiwilligen und ehrenamtlichen Helfern nötig. Die Folge für den Raser: ein Bußgeld über 150 Mark wegen Fahrens mit überhöhter Geschwindigkeit, sonst nichts! Die Kosten für die Laterne und Bergung des Fahrzeugs trägt die Haftpflichtversicherung, den Einsatz von Notarzt, Rettungssanitätern sowie Krankenhauskosten und Krankengeld übernimmt die Krankenversicherung. Der Raser wird mit keinem Pfennig Beteiligung belastet! Seinen Führerschein hat er behalten.

Im Frühjahr 1988 hat er erneut einen Unfall durch überhöhte Geschwindigkeit verursacht. Können wir uns diesen Luxus leisten? Dürfen wir im Rahmen einer falschverstandenen Freiheit jedes beliebige Risiko eingehen, gleichzeitig aber ein Recht auf finanzielle Risikolosigkeit und extreme Rücksichtnahme, ein Recht auf Schon- und Hilfsbedürftigkeit bei den daraus entstehenden Folgen verlangen?

„Ist er aber, oft unter weitaus größerem Gebrauch seiner Willensfreiheit, die Ursache eines Schadens an seinem eigenen Körper, so drängt ihm der Gesetzgeber den totalen Freispruch von vornherein auf, ja räumt sogar jeden nur erdenklichen Anreiz aus dem Wege, der wenigstens in Zukunft den einzelnen Menschen veranlassen könnte, sich selbst gegenüber verantwortungsvoller zu handeln." (Schoeck 37)

Wir haben ihn bereits, den Patienten mit beschränkter Haftung. Er hat das Recht, sich jeder Zeit und überall unvernünftig zu verhalten und Risiken einzugehen. Für die Folgen muß die Solidargemeinschaft eintreten!

Bei Raserei und ähnlich gefährlichen Verhaltensweisen, die auch andere gefährden, ist es noch relativ leicht, einen moralischen Anspruch der Solidargemeinschaft geltend zu machen und von dem einzelnen Wiedergutmachung zu fordern. Anders sieht es bei gefährlichem Verhalten aus, das lediglich dem Verursacher selbst schaden kann, ohne jedoch andere zu gefährden. Hier ist insbesondere der moderne Freizeitsport zu nennen. Die Zahl der Sportunfälle hat bei uns inzwischen die Millionengrenze pro Jahr überschritten (Cotta 6).

Eine Analyse der Kosten, die durch Sportunfälle entstehen, hat Jung (18) für das Jahr 1980 durchgeführt. Diese Analyse kommt zu erschreckenden Zahlen! Es fielen ambulante Behandlungskosten für etwa eine Million Sportverletzte in Höhe von 228 Millionen Mark an, außerdem stationäre Behandlungskosten für etwa 150.000 Sportverletzte von 375 Millionen Mark. Mit 1,3 Milliarden Mark schlugen die Produktionsausfallkosten für sage und schreibe 6,8 Millionen sportunfallbedingte Arbeitsausfalltage zu Buche, hinzu kamen die entsprechenden Lohnfortzahlungskosten mit knapp einer Milliarde Mark. Wir kommen somit auf einen Gesamtbetrag von 2,9 Milliarden Mark im Jahr 1980. Betrachtet man die entstandenen Kosten je Sportunfall, so ergibt sich für den Schulsport pro Unfall ein Betrag von 390 Mark, bei Freizeitsport und organisiertem Sport in Vereinen liegt der Betrag schon bei 5.000 Mark pro Unfall! Den Gipfel der Kosten bildet der Skisport mit fast 9.000 Mark pro Unfall.

Eine statistische Analyse der Heim- und Freizeitunfälle (Henter 15) spricht von 320 tödlichen Unfällen pro Jahr bei Spiel und Sport und insgesamt drei Millionen Verletzungen. Die größte Gruppe der Freizeitunfälle machen die häuslichen Unfälle mit fast 55 Prozent aus, es folgen die Sportunfälle mit 25 Prozent und schließlich die Verkehrsunfälle mit 20,4 Prozent.

Eine Studie des HUK-Verbandes 1986 geht davon aus, daß sogar 43 Prozent aller Heim- und Freizeitunfälle im Bereich Sport und Spiel anzusiedeln sind. Allein bei Fußballspielen ereignen sich pro Jahr mehr als 400.000 Unfälle, die Hälfte aller Sportunfälle fällt bei Ballspielen an.

Betrachtet man die Schwere der einzelnen Unfälle, so sind die Folgen von Wintersportunfällen am gravierendsten, mehr als 61 Prozent der Opfer müssen länger als 30 Tage behandelt werden.

Dicht darauf folgt jedoch schon der Fußball, bei dem 48 Prozent der Fälle länger als 30 Tage beeinträchtigt sind (N.N. 28).

Interessant ist auch die Feststellung, daß sich in den letzten Jahrzehnten die Zahl der Sportunfälle ständig erhöht hat. Hatte der Sport 1976 bei allen Unfällen noch einen Anteil von 8,6 Prozent, war der Anteil acht Jahre später auf 17 Prozent gestiegen. Demnach können die oben genannten Zahlen von 1980 für das Jahr 1988 wohl verdoppelt angenommen werden. Wir hätten demnach nicht mit 2,8 Milliarden Mark Folgekosten zu rechnen, sondern mit 5,6 Milliarden.

Angesichts solcher Zahlen ist es nicht verwunderlich, daß überlegt wurde, Sportunfälle aus der allgemeinen Kranken- und Unfallversicherung herauszunehmen bzw. mit Risikozuschlägen zu versehen. Eine entsprechende Anfrage im Bundestag wurde jedoch am 3. Januar 1988 vom Arbeitsministerium derart beantwortet, daß dies zur Zeit nicht beabsichtigt sei. Soweit der jetzige Stand.

Welcher vernünftige Grund spricht aber dagegen, daß der einzelne Sportler verpflichtet wird, sich auf eigene Kosten gegen die wirtschaftlichen Folgen der Sportunfälle zu versichern? In erheblichem Maße könnte so die Solidargemeinschaft entlastet werden, und jeder hat weiterhin die freie Wahl, ob er einen gefährlichen Sport ausüben will oder nicht.

Schlußbetrachtung

Unser Gesundheitswesen ist in eine tiefe Krise geraten. Da wir gewohnt und geschult sind, wirtschaftlich zu denken, ist uns dies erst durch die Kostenexplosion bewußt geworden. Auffallend ist jedoch das Mißverhältnis zwischen Kosten und Nutzen der modernen Medizin. „Trotz des alarmierenden Anstiegs der Kosten für das Gesundheitswesen in den vergangenen drei Jahrzehnten und der von der Ärzteschaft ständig betonten wissenschaftlichen und technologischen Leistungen, scheint sich die Gesundheit der Bevölkerung nicht wesentlich gebessert zu haben." (Capra 4)

In den vorangegangenen Kapiteln habe ich versucht, anhand von Beispielen die Ursachen und Auswirkungen negativer Entwicklungen darzustellen. Bei der Beschreibung der Situation von Arzt und Patient wurden die negativen Erscheinungen oft fast zu deutlich hervorgehoben, die Gefahr des Vorwurfs der Schwarzmalerei bewußt in Kauf genommen, um die tiefliegenden Ursachen der Krise unseres Gesundheitssystems darzustellen.

Der Einbruch wirtschaftlichen und juristischen Denkens in die Medizin ist wohl kaum rückgängig zu machen. Die Medizin ist zu einem gewaltigen Wirtschaftsfaktor geworden, Angebot und Nachfrage haben sich gegenseitig aufgeschaukelt. Wir leisten uns den Luxus eines aufwendigen Gesundheitssystems, schaffen uns damit aber gleichzeitig wieder einen Wirtschaftsfaktor, der eine große Zahl von Arbeitsplätzen in Medizin, Versicherungswirtschaft, Justiz und Verwaltung produziert hat. Auf der Strecke bleibt allein die Gesundheit.

Für die Zukunft bleibt die Frage, ob wir das Gesundheitssystem erhalten und fördern wollen oder ob wir die Gesundheit erhalten und fördern wollen. In ersterem Fall müssen wir akzeptieren, daß mit steigendem Angebot und steigender Nachfrage auch die Kosten steigen werden. Ein immer größerer Teil unseres Einkommens wird dann für dieses System aufzuwenden sein. Wollen wir jedoch die Gesundheit fördern, ist prinzipielles Umdenken erforderlich. Das Schwergewicht muß auf die Vorbeugung verlagert werden, es muß die Erkenntnis gefördert werden, daß die Gesundheit des einzelnen vor allem von seinem eigenen Verhalten abhängt. Gesunde Lebensweise muß erforscht und erlernt werden, Risiken müssen minimiert werden. Das wachsende ökologische Bewußtsein könnte hier die Rolle der Keimzelle übernehmen.

Glücklicherweise sind die geschilderten negativen Beispiele im Alltag ärztlicher Arbeit nicht die Regel, sonst hätte ich meine Tätigkeit als praktizierender Arzt längst aufgegeben. In kaum einem anderen Beruf entsteht ein derart intimes zwischenmenschliches Verhältnis. Ärztliche Tätigkeit läßt sich nicht auf das Niveau des Dienstleistungsgewerbes abwerten. Täglich sehe ich viele Patienten, die mit Krankheiten, Sorgen und Nöten in die Praxis kommen, sich anvertrauen und Hilfe erwarten. Einen schöneren Anreiz zur eigenen Leistung kann ich mir nicht vorstellen. Es ist durchaus möglich, sich dem Individuum zu widmen und nicht nur der Krankheit. Viele Patienten nehmen Informationen und Anregungen an, ihr eigenes Leben und ihren Lebensstil zu überdenken und gegebenenfalls zu korrigieren. Ziel muß sein, die Gesundheit, das körperliche, psychische und soziale Wohlbefinden des Patienten zu fördern. Dabei sollte sich der Arzt wieder seiner Bedeutung als Vorbild in Lebensstil und Verhaltensweise bewußt werden.

Aus einer solchen Konstellation heraus kann ein Arzt sehr wohl als Therapeut, Heiler und Partner des Patienten befriedigend arbeiten. Dies allein sollte Ziel unseres Berufes sein. Um es besser zu erreichen, müßten wir mehr Ballast abwerfen können, der unsere tägliche Arbeit mit den Patienten behindert.

Ein Patentrezept zur Lösung dieser Probleme kann und will ich nicht anbieten. Was der Arzt für den Patienten, ist der Politiker für das Gemeinwesen. Die anstehenden Probleme müssen politisch gelöst werden. Die anfangs dargestellten zwölf Thesen und die Beispiele aus der täglichen Praxis sollen Anregung sein zum Nachdenken über Lösungsmöglichkeiten, die ich aus meinem begrenzten Blickwinkel nicht anbieten kann. Es ist ein grundsätzliches Umdenken notwendig, die bisher eingeleiteten und diskutierten Veränderungen der sogenannten Gesundheitsreform berühren die Probleme nur an der Oberfläche und werden allenfalls zu einer Verschnaufpause führen.

Literaturverzeichnis

1. Brede, H.D.: Rückbesinnung auf traditionelle Heilverfahren. Therapeutikon 2, 11/87
2. Buchholz, Edwin H.: Unser Gesundheitswesen. Springer-Verlag, Berlin 1988
3. Capra, Fritjof: Das neue Denken. Scherz-Verlag, München 1987
4. Capra, Fritjof: Wendezeit. Scherz-Verlag, München 1984
5. Carstensen, Gert: Vom Heilversuch zum medizinischen Standard. Dt.Ärzteblatt 86, 7.9.1989
6. Cotta, H.: Sport treiben, gesund bleiben. Piper-Verlag, München 1988
7. Ditfurth, Hoimar von: Über die wahre ärztliche Kunst. In: Unbegreifliche Realität. Rasch und Röhring, Hamburg 1987
8. Doetsch, Heinz: Krebsforschung mit einzelligen Algen. Verlag für Medizin Dr. Ewald Fischer, Heidelberg 1986
9. Ellbrück, Harald: Wer sich gesund fühlt, lebt länger. Medical Tribune, 11.3.1988
10. Friebel, Hans: Schwachstellen rationaler Verordnung. Dt. Ärzteblatt, 6.10.1988
11. Geldern, Susanne von : Da fiel ihm die Kasse in den Rücken. Medical Tribune, 15.7.1988
12. Gross, Rudolf: Intuition. Dt.Ärzteblatt, 11.1.1989
13. Häußler, S.: Die kassenärztliche Tätigkeit. Springer-Verlag, Berlin 1982
14. Hartmann, F.: Leben in bedingtem Gesundsein. Präventive Medizin. Springer-Verlag, Heidelberg 1987
15. Henter, Annelie: Heim- und Freizeitunfälle. Bundesarbeitsblatt 10/87
16. Hunecke, F.: Das Sekundenphänomen. Haug-Verlag, Ulm 1961
17. J.M./KBV: Kassenärzte: Geringerer Zuwachs ist kein Anlaß für Entwarnung. Dt.Ärzteblatt, 24.3.1988
18. Jung, Dietrich: Bewegungsmangel – Gefahr für die Volksgesundheit? Dt.Ärzteblatt, 16.9.1983
19. Kliemt, Hartmut: Medizin als Kunst und Wissenschaft. Ärztliche Allgemeine, 30.8.1988
20. Koch, P. Alios SJ: Citius, altius, mortuus! In: Therapiewoche 38/1988
21. Kramp, Paul: Mut aufbringen. Dt.Ärzteblatt, 24.3.1988

22. Laufs, A.: Arzt und Recht im Wandel der Zeit. Springer-Verlag, Heidelberg, Berlin 1987
23. Linke, Thomas: Jeden Tag eine Pille. Die Welt Nr. 221, 22. 9. 1989
24. Lüth, Paul: Das Ende der Medizin. DVA, Stuttgart 1986
25. Lütjohann, Uwe: Leistungssport: Verwirrung im Zusammenspiel weiblicher Hormone. Die neue Ärztliche, 21.12.1988
26. Meenzen, Ursel: Mehr Verletzte bei Hausarbeit und Sport als im Straßenverkehr. Arbeit und Sozialpolitik 1/1986
27. Nader, R.: Tödlicher Fortschritt. New York 1977
28. N.N.: Die Freizeit ist am unfallträchtigsten. Versicherungswirtschaft 21/1987
29. N.N.: Krankheit soll kein Geschäft sein. Arzt und Wirtschaft 9/88
30. Piechowiak, H.: Die Falschen fahren in die Kur, Medical Tribune, 21.7.1989
31. Raab, W.: Golden age of medicine – dark age of prevention. In: New Physician 13/1964
32. Ridder, P.: Kritische Übersicht über das Begriffsfeld. In: Präventive Medizin. Springer-Verlag, Heidelberg 1987
33. Rühle, Wolfgang: Bilanz eines Medizinstudenten. Dt.Ärzteblatt 85, 14.4.1988
34. Schäfer, Hans: Plädoyer für eine neue Medizin. Piper-Verlag, München 1979
35. Schäfer, H.; Schipperges, H.; Wagner, G.: Präventive Medizin. Springer-Verlag, Berlin 1987
36. Schlemmer, J.: Vorbild und Nachahmung als Vehikel der Prävention. Springer-Verlag, Berlin 1987
37. Schoeck, H.: Arzt zwischen Politik und Patient. Medical Tribune Verlag, Wiesbaden 1983
38. Schreiner, Günther: In München sind die Krankenkassen hinterfotziger. Medical Tribune, 19.8.1988
39. Schürenberg, A.: Manipulierte Halbbildung. Medical Tribune/MtV. 34/88
40. Schüßler, Roland: „Ganzheit" und Paradigma der Medizin. Dt.Ärzteblatt, 21.1.1988
41. Töllner, Richard: Illustrierte Geschichte der Medizin. Andreas-Verlag, Salzburg 1986
42. Uexküll, Thure von: Theorie der Humanmedizin. Urban und Scharzenberg-Verlag, 1988
43. Vögele, Thomas: Einen hat's erwischt. Badische Zeitung, 28.9.1988

44. Vögele, Thomas: Kampf gegen das Negativ-Bild der Sportmedizin. Badische Zeitung, 18.7.1988
45. Weinhold, Ernst Eberhard: Medizinische Versorgung – organisatorische Anforderungen, ökonomische Verflechtungen. Dt. Ärzteblatt, 17.3.1988
46. Weismann, Heinz-W.: Chronische Sportschäden treten auch bei Amateuren auf. Die neue Ärztliche, 25.6.1988
47. Wilhelm, Rudolf: Die Grundlage der Naturheilverfahren. Dt. Ärzteblatt, 11.1.1988
48. Wirsching, Michael: Zwölf Thesen zur Reform der ärztlichen Ausbildung. Dt.Ärzteblatt, 11.1.1988